健脑养生秘法

生“脑”病死的秘诀

——健脑防病法

主　编：程昭寰

副主编：李瑞秋　赵金娟

编　委：冯　丽　高永香

李　颖　孙　华

王艳逊　朱培一

许保华　程晓晴

程彦铭　单　丹

张春和　张跃文

中医古籍出版社

图书在版编目（CIP）数据

健脑养生秘法/程昭寰主编．-北京：中医古籍出版社，2010.3

ISBN 978-7-80174-826-3

Ⅰ.①健.. Ⅱ.①程... Ⅲ.①脑—保健 Ⅳ.①R.161.1

中国版本图书馆 CIP 数据核字（2010）第 050171 号

生“脑”病死的秘诀——健脑防病法

程昭寰 主编

责任编辑 杜杰慧
封面设计 汇智泉文化
出版发行 中医古籍出版社
社 址 北京东直门内南小街 16 号（100700）
经 销 全国各地新华书店
印 刷 北京金信诺印刷有限公司
开 本 880mm×1230mm 1/32
印 张 5
字 数 110 千字
版 次 2010 年 3 月第 1 版 2010 年 3 月第 1 次印刷
书 号 ISBN 978-7-80174-826-3
定 价 10.00 元（全套 30.00 元）

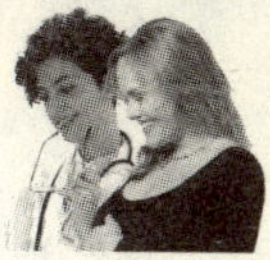

序 言

21世纪,一场从技术领域革命跨越到开发人类自身潜能的脑内革命迅猛而至;随着生活节奏的加快,生活水平的提高,一个追求脑力发达,智力提高为主的健康长寿的目标也越来越引起人们重视,尤其追求脑健康的要求更加迫切。

中国中医药学是一个伟大宝库,其中对脑的研究依然比较宏观而略显粗浅,但对脑的研究早在春秋战国的《内经》就已经述及:如“人始生,先成精,精成而后脑髓生”,“两精相博谓之神”,这两句看似简单,但寓意甚深,这里“两精”是男女之精,而两精相博则精成,这个精成是指受精卵,受精卵生成后即产生脑髓,于是便藏神于脑。后来医家又有“脑为元神之府”,“灵机记忆不在心而在脑”,“脑为髓之海,髓海充足,则脑转耳鸣”等学说,现在对脑的生理、病理、脑病的诊断,治疗已形成体系并日益完善和发展,这在《实用中医脑病学》中即已奠定基础。

中医治未病的思想在中医养生文化中占有重要地位,“不治已病治未病”的预防养生思想对促进人体健康,提高生存质量是十分重要。在这一思想的指导下,我们特别强调了“大脑决定健康,健康需要健脑”的理念,并且对健脑增智,健脑增寿,健脑防病进行了开拓性的阐述并介绍饮食、运动、心理、音乐、艺术、海水、芳香、呼吸等诸多方面的健脑方法,于是结集出版了《脑健康》。

《脑健康》曾经四易其稿,出版发行已经六年,六年来广大朋友和读者对本书给与了高度评价,并获得中华中医药学会科普著作二等奖,中国医药保健国际交流促进会脑健康专业委员会主动购买200本,分赠各阶层朋友,该会会长吴阶平读后甚为赞赏。

“风风雨雨伴人生,读书长到夜三更,学问深时天地阔,十年初解古今情”，十年未必能初解古今情，可见读书难，写书难，写科普著作就更难了。在博得广大读者的厚爱，广泛征求意见的基础上，我完全同意采纳中医古籍出版社杜副社长的意见，将本书五易其稿，一分为三(生脑病死的秘诀)，并进行增补新的内容，删去实用性不强部分，组成脑健康三书，希望能更好地为读者服务。

“问渠哪得清如许，健康青春养脑来”，但愿人长久，天年健脑来。祝愿新世纪人人长命百岁。

程昭寰

2010年4月于旧金山

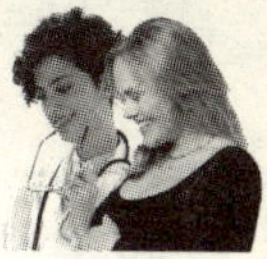

目 录

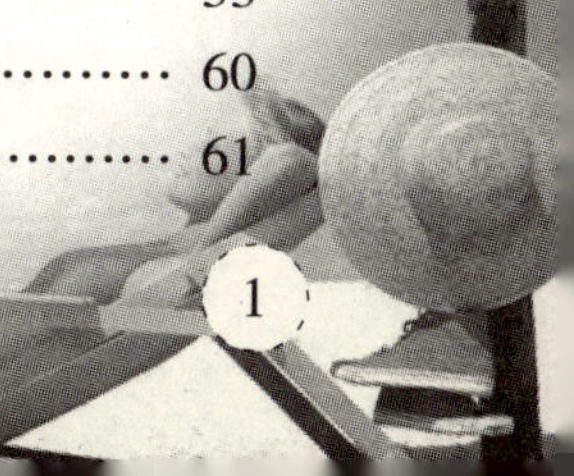

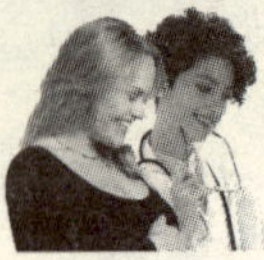

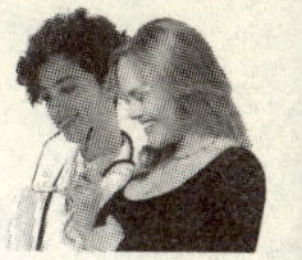

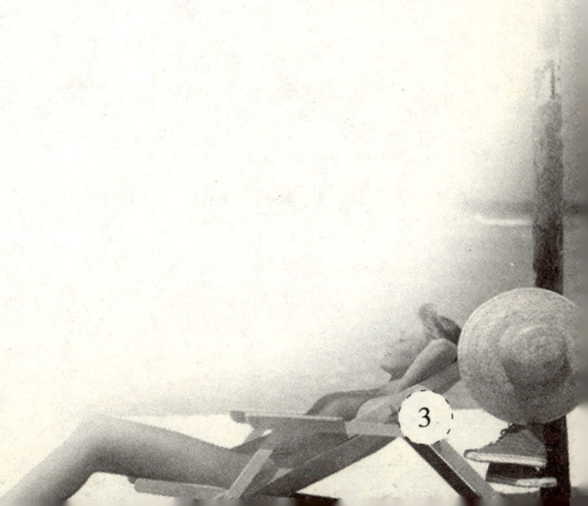

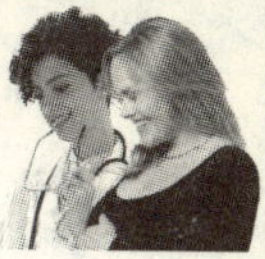

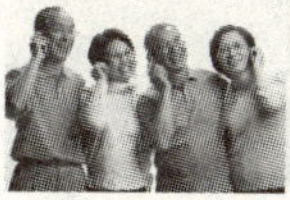

第一章　脑损伤的诊断与修复

早期脑损伤多以婴幼儿出生前后所致的非进行性脑组织损为主。

一般因为早产、过期产、出生低体重、产程不顺利、颅内出血、窒息、新生儿缺血缺氧性脑病，胎黄疸，病毒性脑炎，化脓性脑炎，严重感染所致中毒性脑病或手术后等因素造成。我们要注重：

(一)认识病状

表现行为神经发育迟缓，中枢性运动障碍，智力低下，癫痫，听觉和视觉障碍、语言和情志障碍等。

(二)善查头、身、视、听体征

正常：二个月抬头，四个月翻身，六个月独坐，认识熟人，八个月能爬，十个月能站，周岁能走，并能喊爸、妈；

病情：头颅比正常值小两厘米以上，前额小或早闭、颅髓缝重叠；有斜视、眼颤；有视觉追踪不好，听觉定向反应不好；有持续手握拳(正常二个月后手应大部分时间张开，且拇指不达掌心)；内收肌张力高，一侧动作不灵活或全身松软。

(三)强化六大刺激；干预大脑，开发潜能

1.视觉刺激

新生儿可用鲜艳的玩具向着父母与说话的笑脸，并引导其向另个方向注视。对视觉诱发电位证实有明显视路损伤或眼底证实有视神经萎缩的，应及早予瞳孔以适量的对光反射刺激，此法应

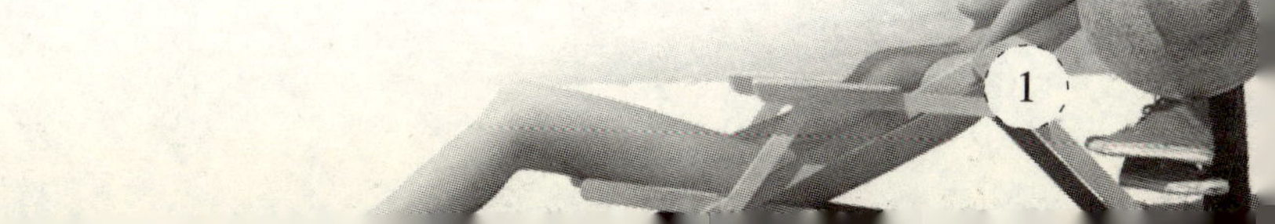

在有经验的医生指导下进行。适量较快速度的各种视符号刺激。不仅有助智力的发育，更主要是有效的提高注视能力。旋转光环及黑白相间的棋盘格可有效刺激视觉通路。

2.听觉刺激

父母说话的声音是最好的听觉刺激，应经常较大声音与患儿说话。对听觉诱发电位有损伤的，宜加适量、适度的声音刺激。

3.皮肤感觉刺激

父母的抚摸、按揉、对肢体的曲伸活动，不仅是最好的触觉刺激，也是给予的母爱，被动运动，有人将这种母爱称之为第三大营养要素。冷热水刺激是对脑损伤较重患儿有效的皮肤刺激法。一般于38℃水中浸泡3—5分钟，出浴立即用凉水、甚至冰水快速冲及全身，迅速用干毛巾擦至皮肤微红，根据病情每日2—6次。

软毛刷、海绵轻柔触觉有助于肌张力高者降低应激反应性，促肌张力恢复正常。硬毛刷及空心掌拍打，有助于感觉障碍恢复。捏脊是通过皮肤刺激进行全面调理的有效方法，拔罐常在感觉障碍恢复较慢的患儿加用。

4.前庭运动刺激

近年研究发现，以阅读、书写和拼写颠倒等学习障碍为特点的综合症，主要障碍并非在大脑皮层，更主要是在小脑——前庭系统，因此前庭运动刺激对脑损伤的恢复甚为重要。婴儿期的摇晃、头下位旋转、侧滚、前后滚翻等都是有效的方法。

5.爬行训练

从人类进化过程看，运动的发展是从爬虫样蠕动到两栖类匍匐爬到跪起来膝手爬，再到站立行走，在这种运动发育过程中，与之相对应中枢神经系统的发育完善是从脑桥到中脑，再到大脑皮层，相应部位的脑损伤可有相应的运动障碍，下一级的脑损伤可影响上几级的运动功能，不会行走或行走姿势异常的，要从爬开始训练。新生儿期清醒时即可开始练习俯卧抬头，稍后睡眠及休息时均可采取俯卧位，并经常引导其抬头，上臂支撑及向前移动，这样可以促进匍匐爬较早出现。不会爬的可借助斜坡板促进爬动作的出现，并根据情况调整斜坡板的角度。每天有一定量的正确姿势及较快速度的匍匐爬及膝手爬，是脑损伤患者功能训练的重要基础，从匍匐爬向膝手爬的过渡中常加入障碍爬，在完成爬行训练的基础上适时增加坐、站训练及借助扶杆、扶梯等练习行走。

6.被动模式运动刺激

被动模式运动刺激是美国医生Temple F、Doman G设计、完善的被动运动。通过一定方式及数量的四肢及颈头部有节律的运动及摩擦向脑输送信息，旨在促进正确运动出现及纠正错误的运动姿势及改善感知觉，是运动发育迟缓或运动障碍的主要治疗方法。此法必须经专门培训后才可操作，要纠正错误的运动或姿势模式，必须输入正确的运动模式。

以上刺激方法宜早用、量足，是一种多方位信息刺激和循序渐进的功能锻炼，能达到理想的预期目标。

(四)人工耳蜗可使失聪幼儿讲话

据统计，我国目前有一千七百多万听力障碍者，其中小儿占10%。年龄较小的先天性聋哑与有语言能力的聋人，值入人工耳蜗后可达到满意的听觉语言康复效果。绝大多数聋哑人的发声器官发生或存在疾病，只是因为没有听觉使得语言中枢与发声器官发生了退行性改变说不出话来。小儿聋哑如果发现得越早，其语言中枢与语言运动器官退行性改变的程度就越小，植入了人工耳蜗建立听觉后，言语的康复效果就会越好。一般来说先天性聋哑儿从1岁开始就应该接受人工耳蜗值入的治疗。有语言能力的聋者没有年龄的限制，当然失聪时间越短，植入人工耳蜗后的听力康复效果会越好。一般来说，双聋者应该考虑接受人工耳蜗治疗。

人工耳蜗是一个微型电子装置，通过手术的方法把它值入到耳朵里，可终生放在里面不用更换，不用导线与外界相通。耳朵外面戴一个像耳背式助听器形状的互感装置，将声音转换成电信号后，感应到耳内的蜗里，使失去听觉能力者的耳朵重新恢复听觉功能。目前全世界大多数聋哑者植人的人工耳蜗都是澳大利亚的24号人工耳蜗。首都医科大学附属友谊医院耳鼻喉科引进国外高科技技术，在国内较早地开展小儿人工耳蜗植入，为五十多名聋哑小儿植入了人工耳蜗，经过一段时间的听力康复，达到了满意的复聪效果，摆脱了聋哑残疾。

（五）功能锻炼的“六姿百态”

凡是脑损伤的患儿还应适时适量的进行功能训练：

1.俯卧抬头及翻身：

新生儿清醒时即应采取俯卧，并用玩具、语言吸引其抬头，前臂支撑，逐步可引导其向前移动，头控及支撑好是爬的基础，3个月应训练左右侧撑、翻身。

2.爬

美国医生temple指出，在人类的种系进化中运动的发展是从两栖类俯爬到哺乳类四肢爬，最后才是人类的站立与行走，在人的个体爬也有这一种系进化过程的重演。爬不仅是站立行走的基础，而且可促进脑干损伤的修复。

（1）被动模式运动：是TempleF、DomanRI和DomanG推出的类似俯爬的被动运动，通过一定方式数量的四肢及头颈部有节律的运动及磨擦向脑输运信息，可有效促进正确爬行动作的出现及纠正错误的运动姿势，改善感知觉。

（2）斜坡板爬：置患儿头低位，利用斜坡板促爬，逐渐减少

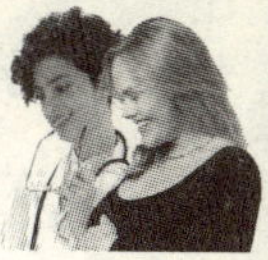

角度至平地俯爬。

（3）俯爬：除每日有一定数量要求帮助其形成正确协调姿势非常重要。

（4）障碍爬：在俯爬的基础上增加障碍爬行。适宜障碍物促进向膝手爬过渡。

（5）膝手爬：即跪爬，注意纠正手张姿势，兔跃式等。

3.坐

坐是人类生活、工作的重要体位，坐的平衡亦是其他运动平稳的基础，英国Bobath、匈牙利Peto、德国Vojta法对坐、站的训练均强调整体较多。主要方法有：

（1）仰卧起坐腰、腹、髋部肌肉训练：对婴幼儿家长可取坐位，患儿面对家长，两腿分开坐于其膝上，家长持患儿肩或肘或前臂，帮助忠儿仰卧起坐，注意引导患儿坐起时坚头挺腹，逐渐过渡到平地仰卧起坐。

（2）盘坐：家长分腿坐于地上，患儿两膝屈曲，髋部屈曲外旋，盘坐于家长前面，初起可背部依靠家长，两手向前扶地支撑，后用玩具逗引患儿抬头、挺胸、左右看、离开前后支撑，盘坐有助于纠正足外翻。

（3）长坐：双髋关节稍外展、膝关节伸展的长坐是脑瘫患儿坐位训练的最佳姿势。初起家长可坐于对面，双腿轻压于患儿双膝上，双手握患儿前臂牵拉坐起，亦可坐于患儿背后，双手从患儿腋下伸出置于膝关节上，助膝伸直及腿分开，在此坐姿下可进行转动，前屈、后伸等训练。

（4）高座：患儿坐于90度角的靠背椅上，要求髋、膝、踝三个关节亦90度，双足踏地，如椅较高时，可足底垫书物。用玩具、语言等引导其直腹挺胸、抬头。

4.站

平稳站立是走、跑、跳的基础，适时的站立训练使踝、膝、髋持重，可预防骨质疏松及关节松弛，避免或减轻膝后弓，足内外翻的发生，站还可调节肌张力。主要方法有：

(1) 扶物站：扶适宜高度固定物后，如膝、踝关节松驰，家长可用手辅助一松一紧刺激，并用语言鼓励患儿两腿用力。足跟不着地可轻揉跟腱，足内外翻可站于宜倾斜度的矫正板或穿矫正鞋或辅绷带限制。

(2) 靠墙站：双足分开与肩同宽，开始膝关节处双手持握相助，臀、躯干靠墙，以后逐渐减少依靠。

(3) 凳坐位站起：高坐位坐稳后，进行站、坐训练。

(4) 独站：可用记录独站时间"1、2、3、4、5……"鼓励能独站时间逐渐延长，可加站着玩的项目。

(5) 蹲起：开始可让患儿双足肩宽蹲下，双手可撑地面，家长扶住患儿双膝，引导上身前倾，臀上抬、伸膝、保持中位起立，再蹲下，逐渐减少帮助，此训练对膝过伸等纠正作用较大。

(6) 跨步站：一腿向前迈一步，迈前脚可放在跨上，于此位练习站立平衡左右交替。

(7) 交替单腿站：有助于较差下肢及平衡的锻炼。

5.行走

(1) 迈步动作训练：在能独站、脚步站及无明显剪刀状发紧，膝、踝关节异常基础上，帮助患儿协调地移动上、下肢，进行迈步练习，家长可于患儿背后相助。

(2) 手扶双杠杆行走：注意建立正确行走姿势，不要把身体重量放在杆上，杆的宽、高要适宜。

(3) 手扶可移动的梯形架行走。

(4) 保护下独走。

(5) 独走。

(6) 1岁后独走姿势正确，速度较快的可加上下台阶、跑走交替、单腿跳等训练。

6.手功能训练：抓握、放开拇指上翘、外展，拇指对指，交叉对掌，五指分合，拇、食捏物等。

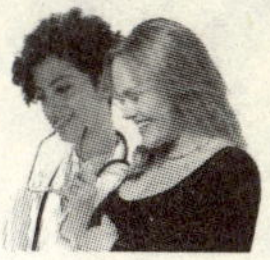

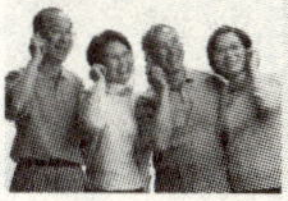

第二章　脑疲劳的现代解读

“为恋诗书乐，翻忘岁月催”，学者型的人们容易感到疲劳。疲劳属于社会医学范畴，理应引起包括医学界的社会各界的广泛重现，日本正式把疲劳列为职业病的一种。世界卫生组织调查全球约有35%以上的人处于疲劳状态，中年男性人群疲劳状态高达60%-75%，而中国约七成中年人遭遇亚健康。

据国家体育总局和教育部对国民体质检测的结果看，近三四年，中国人身体的各项指标“该高的低了，该低的高了”。冯理达委员用几组数字佐证了她对国民体质的担忧：中国人平均身高3年降低了3厘米，男女平均体重分别增加了1至3公斤；中年男女血压分别升高9至13毫米汞柱，肺活量下降了600至900毫升；糖尿病人数以平均每天3000人的速度增加，心脏病的高发年龄下降了15岁……

冯理达委员说：在生活节奏紧张、工作压力巨大的今天，靠吃药、吃补品是无法换回健康的，她给现代人开出的“药方”是4句忠告：合理膳食，适量运动，戒烟限酒，心理平衡。她说只要做到这4点，“高血压减少55%，脑梗塞减少75%，糖尿病减少50%，肿瘤减少三分之一”。

(一)脑疲劳的表现及其危害

1.何谓脑疲劳

脑疲劳是由于过度用脑，大脑内的营养物质消耗及运动中产生的杂质和毒素在血管内积淀，造成血管通道受阻，大脑缺氧，

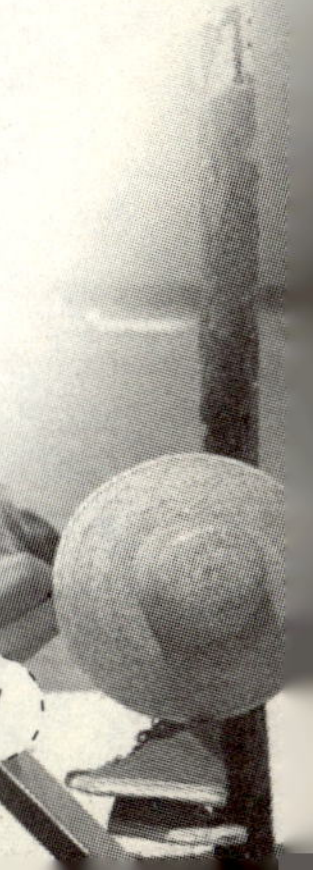

脑细胞失去活力而引起的。人在脑疲劳状态下，会出现头晕脑胀、记忆力下降、反应迟钝、注意力无法集中等现象，严重影响了智力潜能的开发。

曾经轰动一时的丹麦历史学家海内肯，四岁就撰写了《丹麦史》，令人遗憾的是，四岁半时海内肯因大脑负担过重，脑力衰竭，不幸夭折。海内肯的悲剧，引起了人们对脑疲劳的高度重视。

2.脑疲劳成为智慧的大敌

在脑疲劳状态下，人会感到头昏脑胀、记忆力下降、反应迟钝、注意力分散、思维等心智活动抑郁、强迫性遗忘等神经症，甚至引起精神分裂。种种症状不仅影响大脑正常运转，降低学习、工作效率，还进一步抑制大脑潜能的发挥，成为人类智慧的克星。

美国哈里斯民意测验所新近的调查发现，89％的美国人曾被不同程度的脑疲劳困扰。据测每年由此给美国公司造成的经济损失，高达3050亿美元，超过500家大公司税后利润的5倍！

3.天才少年被脑疲劳淹没

在一项全国中小学体质和体能抽样调查中，85%的学生体质呈明显弱化趋势，84.8%的大学生因脑疲劳而与神经官能症有缘。

特别是一些临考的同学，在心理压力和长时间超负荷用脑的双重压力下，更容易出现脑疲劳。如思维迟钝、记忆下降、头晕眼花、学习效率大大降低，也影响了身体健康，甚至可能引发其他一些心身疾病。

据(广州日报)报道，1998年广州高中会考，竟有5000人因为脑疲劳导致精力难以集中，结果不能准确抄写自己的考生卡号，在这种状态下，怎还谈得上正常发挥水平。这些现象，引起了医

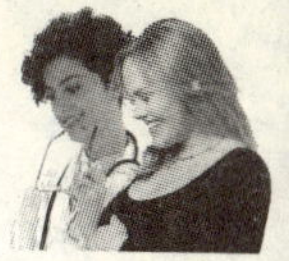

学界的关注和重视。

4.脑疲劳冲垮了少数人的心理防线

严重的脑疲劳有时还会使人的心理承受能力下降，无法面对种种冲击，导致精神崩溃。在美国，20%的人承认自己曾经感觉到濒临崩溃。法国卫生部1989年提供的数字表明，年轻人死亡的原因中，增长速度最快的，不是艾滋病，不是吸毒和车祸，而是自杀!在中国近几年自杀者平均每天高达400人，一年约15—16万人。

5.身心疾病在蔓延

脑疲劳使得身心疾病正在全球蔓延。

世界卫生组织一份报告中说，全球抑郁症患者人数已达2亿人，比70年代翻了一番，并以越来越快的速度增长。

更有甚者，儿童的神经紧张程度也增加了5—10倍。15年前患神经官能症的小学生只有5—7%，如今已达40–70%。

脑疲劳还会导致众多的身心疾病：支气管炎、哮喘、非特异性结肠炎、心脏病、心悸、荨麻疹、原发性高血压、消化性溃疡、胃痛、失眠等等，严重影响身体健康。随着社会的快速发展，过度用脑和心理负荷对大脑的压力日趋加大，此类“现代文明病”呈现加速增长势头。

(二)人类开始挑战脑疲劳

针对脑疲劳的种种现象日趋严峻的形势，联合国国际劳工组织在一份报告中认为：脑疲劳引发的种种现象，使得脑疲劳已成为广泛的社会问题。

面对日益蔓延的危机，世界卫生组织(WHO)发表声明：“健康是指生理、心理和社会完美统一”，“让人人享有健康”!

1998年，美国花费4.8亿美元研究开发作用于脑疲劳方面的药物，花费了3.2亿美元开发和研制脑健康产品，由此可见美国对脑

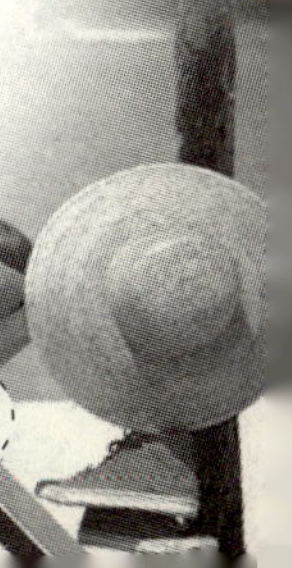

疲劳的重视程度。

随着各国对脑疲劳的深入研究，人们对脑疲劳的本质已有了较深刻的认识。大脑的超负荷运转引起代谢废物的积淀、血液黏度的增加以及情绪压力等因素引起微血管收缩，形成所谓的"血脑屏障"。"血脑屏障"妨碍了大脑细胞对氧和营养的及时补充，细胞活力受抑制，从而导致脑疲劳。

医学界越来越重视脑疲劳的种种迹象，中国有关专家也呼吁，面对处处用脑的竞争和信息爆炸时代，国人应该注意科学"养脑"。

(三)挑战脑疲劳——过五关

1.心身关——积极愉快，潇洒面对人生

(1) 笑对人生，自在轻松

只要可能，随时做一会儿深呼吸，但空气要新鲜。

每天要在10到11点之间睡觉。半夜前熟睡2个小时，抵得上半夜后睡4个小时。

睡前洗去身上的灰尘和污垢，可以睡得更香。

睡前让肌肉放松，让头脑空白，不要再担心、害怕和焦急。睡觉就是为了休息，不是为了操心。

入睡前，头脑里要有你所追求的生活理想，让愉快的事情充满你的大脑。

要保持卧室空气新鲜。

睡醒后要立即起床，舍不得起床会消耗你的精神，一天都会无精打采。这样做虽有点困难，但很快就会习惯。

笑一笑，十年少。笑口常开是对付痛苦和疾病的最好办法。笑的时候牵动脸部15块肌肉，腹部也在局部收缩，从而使呼吸的次数比不笑时多3至4次。

科学研究结果显示，笑相当于一种体育活动，大笑1分钟等于精神放松45分钟。

一种相当普遍的看法是，笑口常开是对付失眠、气喘、消化

不良、紧张、抑郁和阳痿等很多疾病的有效办法。笑口常开不仅可以治病，如果成为人生的一种积极态度，还会起到更好的作用。如果遇到问题时态度过于严肃，或者什么事情都看得很重，事情再小也会变得非常严重：下一步就是神经官能症。相反，如果笑对人生，你就会身体健康。

中年男性在发现病变后，除积极的药物治疗外，也必须注意身心的调整。多给自己一些时间，去旅游一下，放松自己；合理安排作息时间，多进行身体锻炼。美国一专家称：人体在锻炼的时候，大脑可以分泌出一种抗抑郁的物质，使人心情愉快。

（2）学会轻松，消除烦恼

芝加哥大学有位叫贾可布森的心理学教授告诉人们，解除疲劳的有效办法是放松，而最有效的放松部位便是眼部肌肉，因为眼睛消耗的能量占全身神经消耗能量的1／4左右，如果放松了眼部肌肉，你将会有一种轻松感，并会逐渐忘掉其它紧张与烦恼的。

心理学家还告诉我们，微笑也是消除疲劳的灵丹妙药，这是因为，笑可以锻炼全身肌肉，对放松全身、驱散紧张有很好的效果，更重要的在于，微笑是心情愉快的产物。

当你自觉情绪欠佳，精神紧张的时候，你可以闭上双眼，面带微笑，在心里给自己以积极的暗示：“不要皱眉头，不愉快就会过去的，应该以微笑面对生活……”如果你能经常坚持这样做，那一定会有显著效果的。

要克服紧张心理，消除疲劳，也可以进行适当的休息或参加一些体育娱乐活动，或欣赏一曲优美的音乐，或看几幅秀丽的风光照片，或到郊外散散步，紧张而愉快的生活会使你充实，能将你从莫明的疲乏中解脱出来。

2.治疗关——排除疾病，适当治疗

（1）排除疾病：

著名的传染病学家——美国哥伦比亚大学医学院的瑞斯教授

指出，可能导致长期严重疲劳的疾病种类很多，需要先排除这些疾病才能诊断为慢性疲劳综合征。能引起疲劳感的疾病包括恶性肿瘤、慢性感染、内分泌疾病、药物依赖或成瘾、慢性精神病或其他可以确定病因的疾病。他建议对于长期疲劳的病人，必须进行全面细致的检查，既不要将其他疾病误诊为慢性疲劳综合征，也不要将真正的慢性疲劳综合征遗漏。

首先要让病人知道这种疾病虽然影响正常生活，但尚不会危及生命，以减轻病人不必要的担心和紧张，有助于缓解精神症状。其次要鼓励病人在能够忍受的范围内适度活动，一方面可以增强免疫机制，另一方面可以防止肌肉的废用。第三可以用药物治疗。非甾体类抗炎药可以减轻头痛、关节肌肉痛。抗抑郁药能帮助病人从低落的情绪中走出来，及时纠正少数病人的自杀倾向。慢性疲劳综合征的病程可持续数月到数年，大多数最终都痊愈或缓解，真正加重的只占极少数。

(2) 平衡阴阳、药食同源

“累”，不仅是身体上的疲惫，也是心灵上的不堪重负。随着社会的发展和生活节奏的加快，“累”成为社会的通病。美国疾病控制中心(CDC)将其称为慢性疲劳综合征，从食品中增加均衡的营养，是最好的防治方法。我们在实践中发现，不仅慢性疲劳综合征需要如此，而且运动性疲劳也该这样。根据中医“年四十而阴气自半也，起居衰矣”及“阴平阳秘，精神乃治”等理论，运用药食同源的本草植物，经制剂食用，既符合平衡阴阳的原则，又适应人到四十岁以后阴阳两衰的新陈代谢规律，我们遵照食物五味苦欲补泻理论，结合现代高科技对药食同源的食品如红景天等的有效成分研究成果，运用食品中的松子仁，研制成康喜胶囊，抗疲劳效果良好。

3.膳食关——均衡营养，提神醒脑

健康成年人每天需要1500卡路里的热量，工作量大者则需要2000卡路里。热量的主要来源是碳水化合物，感到疲劳时一杯脱

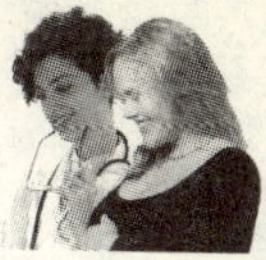

脂奶或几片面包、麦片、甜点就可以迅速提供所需的能量。脂肪类食物不可多食也不可不食，因为某些脂类为大脑运转所必需的。缺乏脂类将影响思维，但是食用过多就会产生昏昏欲睡的感觉。工作疲劳时可以吃一些花生米、杏仁、腰果、胡桃等干果类食品。这些小食品含有丰富的蛋白质、维生素B、维生素E、钙和铁等矿物质以及植物油，且胆固醇含量很低，对恢复体能有功效。

维生素和矿物质不具有立竿见影的提神醒脑功效，却是机体正常新陈代谢不可或缺的营养物质，其中B族维生素、镁、铁尤其重要。调查发现，相当一部分妇女缺乏某些种类的维生素和矿物质，但需注意，服用复合维生素不能超过人体实际需要量。做文字工作或经常操作电脑的人容易眼肌疲劳、视力下降。维生素A对预防视力减弱有一定效果，所以要多吃鱼肉、猪肝、韭菜、馒鱼等富含维生素A的食物。当人承受巨大的心理压力时，所消耗的维生素C将显著增加，应尽可能多吃新鲜蔬菜、水果等富含维生素C的食物。大量的体力劳动后会有疲劳感，可以食用以水果为主的碱性食物，如西瓜、桃、李子、杏、荔枝、哈密瓜、樱桃、草莓等。

每天进餐6次，除了3次正餐外，还要吃3次点心。6次进餐一次也不能少，3次点心与正餐一样重要。

不要喝咖啡、浓茶和可乐饮料，它们虽能提神，但也能造成兴奋紧张。应该喝果汁与温和的饮料。

经医生同意，可服用含VC和VE的药物，以减轻紧张情绪。不要每天服一次，应该分几次服用。

为了安神养心，可多吃富含铁的绿叶蔬菜和豆类以及VC，这样可以增加体内的供氧，使人感觉轻松。

为了保持旺盛的体力和精神，每天必须饮水2升。

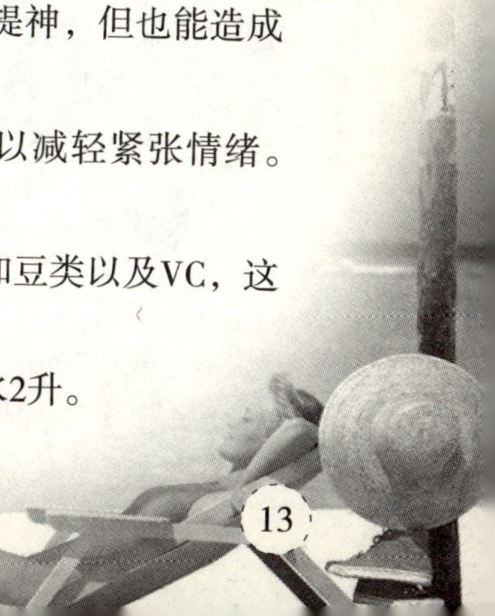

4.生理关——顺应生理周期，走向大自然

顺应生理周期　每个人的精力充沛程度在一天中不断变化，有高峰，也有低谷。大多数人在午后达到精力的高峰，但也不乏个人差异。可连续记录自己一天的心理状态、觉醒程度、反应速度和所进行的活动，找出自己的精力变化曲线，然后合理安排每日的活动。

沐浴阳光可能对生理周期产生良性影响。“万物生长靠太阳”，每天上午照射半小时阳光对经常萎靡不振、有抑郁倾向者效果甚佳。

不要经常借助于咖啡因和酒精来强打精神。饮用含咖啡因或含酒精的饮料或许能带来一时的兴奋，但之后是持续的混沌状态。

走向大自然　现代人的疲劳在某种程度上是心理和精神上的疲劳。越来越多的研究表明环境污染使人处于疲劳、萎靡不振的状态中。到野外旅游可以避开这些有害的环境因素。在绿色植物密集的森林、公园，空气中的污染物少而“负离子”浓度较高。负离子可以促进胃肠消化，加强代谢，调节神经系统，被誉为大气中的“长寿素”。在负离子充沛的地方，人们会感到心旷神怡、精神振奋。

一些心理学家认为心理疲劳是由于抑郁、精神压力大所致，可以通过某种方式的活动“发泄”心中的郁闷以抒解不良情绪。他们建议心理疲劳者到空气新鲜的公园、草地、旷野、树林、山坡、海滩等地，放开喉咙，尽情地大喊大叫，让心中的忧虑、苦闷、焦虑、抑郁随吼声飘散在大自然。

5.锻炼关——弛张有度，卧坐得体

张弛有度的健身之道　在办公室工作，眼部、颈部、手部、腰部是最易疲劳的，应该每隔1小时活动一下。可以做简单的保健操，也可以随便活动活动筋骨。静坐放松是一种中国传统的养

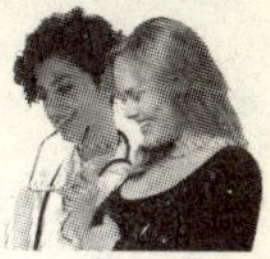

生方法。每天抽出一段时间静坐，完全放松全身的肌肉，去掉脑中的一切杂念，将意念头集中于丹田穴，可以调节全身脏器活动，使整个身心都得到放松。

(四)脑疲劳自我测试

1.你感到疲劳吗?

如果你疲劳又不能及时治疗的话，很可能就会导致积劳成疾。

因此，医学专家建议，出现疲劳后，必须有适当的休息，不要把今天的疲劳带到明天，否则，将意味着你的健康步入危险的边缘。那么，如何自测你是否疲劳呢?请你回答下列问题，测一测自己是否疲劳：

(1) 早晨不能按时醒来，醒后懒得起床。

(2) 走路抬不起腿。

(3) 不想参加社交活动，尤其不愿见陌生人。

(4) 懒得讲话，说话声音细而短，自觉有气无力。

(5) 坐下后不愿起来，时常托腮呆想发愣。

(6) 说话、写文章时常出错。

(7) 记忆力下降，想不起朋友的叮嘱或者忘掉几小时前的事情。

(8) 提不起精神来，过分地想用茶或者咖啡提神。

(9) 口苦、无味、食欲差，饭菜没有滋味，厌油腻，总想在饭菜中加些刺激性调料。

(10) 吸烟、饮酒的嗜好有增无减。

(11) 耳鸣、头昏、目眩、眼前冒金星、烦躁、易怒。

(12) 眼睛疲劳，呵欠不断。

(13) 下肢沉重，休息时总想把脚架在桌上。

(14) 入睡困难，想这想那，易醒多梦。

(15) 打吨不止，四肢像抽筋一般。

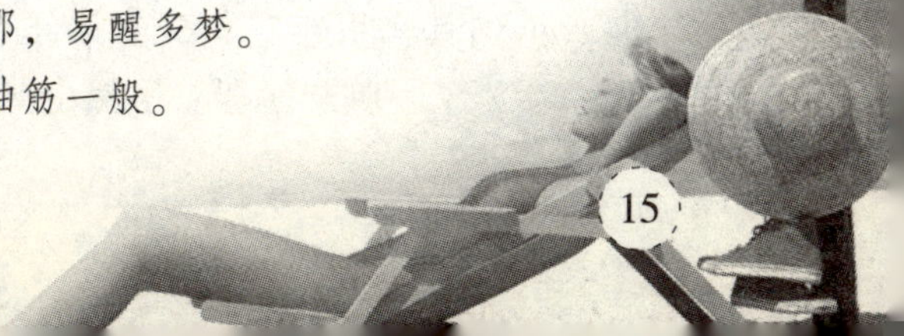

测试结果：如果有上述2到4项情况时，说明你轻微疲劳，需要立即休息；有5项以上是重度疲劳，也许潜伏着疾病，这时你应当马上去医院检查。

如果长期疲劳却查不出明确的病因，也许就是患有慢性疲劳综合征(CFS)的征兆。慢性疲劳综合征已成为国际上医学研究的热点之一。据估计美国每年有六百万人被怀疑患有这种疾病。1990年澳大利亚慢性疲劳综合征流行时发病率达到人口的十万分之三十七。世界卫生组织(WHO)统计慢性疲劳综合征的许多国家和地区的发病率都在增加并有流行趋势。在我国可能有相当数量的慢性疲劳综合征被误诊或漏诊。

慢性疲劳综合症的病因和发病机制虽然还不完全清楚，但被认为与病毒(如疱疹病毒、肠道病毒、逆转录病毒、EB病毒等)感染密切相关，因此在国外文献上将其归类为传染病。有的学者发现慢性疲劳综合症病人的免疫系统存在异常。许多慢性疲劳综合征的人都有记忆力减退、注意力不集中、抑郁、焦虑等神经精神症状，因而神经精神因素也是不容忽视的病因。

慢性疲劳综合征患者的年龄20至45岁之间，女性占多数。慢性疲劳综合征发病时酷似感冒，最主要的症状是长期(超过六个月)疲劳，卧床休息也无明显缓解，病人平均活动量比健康时减少一半以上，其他伴发症状包括认知障碍、失眠、头痛、咽喉痛、发热、胸痛、肌肉关节痛、夜间盗汗等等。虽然病人自我感觉严重疲劳、不能正常生活，但在医院经过全面系统的体格检查、化验、甚至昂贵的影像检查，往往不能找出肯定的病因所在。这也是慢性疲劳综合征的另一个特点。1987年美国疾病控制中心(CDC)提议将上述这些症状称为慢性疲劳综合征。

“疲劳过度的人是在追逐死亡”——英国科学家贝弗里奇的这话用在日本首相身上，则一点儿也没有错。作为一国领导人来说，小渊其实很年轻，62岁属正当年。但是他已经患心脏病多年，并装了心脏起搏器。虽然小渊当政能力得到怀疑，但日本人

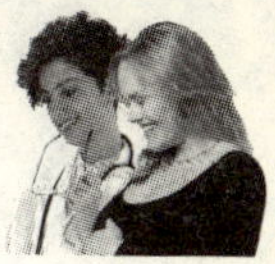

还是喜欢这位身形矮胖、一副老好人形象的领袖。一段时间里，他又是处理北海道火山爆发，又是有政党退出内阁，还要考虑民望下跌、连选连任，过度疲劳是显而易见的。终于导致中风入院后一直昏迷不醒，靠人工呼吸器维持生命，直至去世。

“疲劳综合征”是一种未老先衰、有可能导致猝然死亡的生命现象。日本人一向工作压力大，被誉为“工作狂”。众多的日本人中问患“疲劳综合症”的最多，导致“过劳死”的见怪不怪。日本政府直到1994年才定它是有害的职业病，至1998年因此而致死亡者为90人，但如今连首相小渊也不能幸免，这就令人更加重视了。

其实“疲劳综合征”以至“过劳死”正向中国蔓延！

2.科学家死亡年龄的提前

据权威部门统计：近6年，在中国科学院各部门去世的科技人员中，科学家占到83%之多。另据中科院工会对中科院全院系统的调查表明，1991年至1996年末，6年来在职科学家平均死亡年龄为52.23岁，大大低于1990北京市的人均期望寿命73岁。

10年前，国家体委科研所的一名研究员曾在北京中关村做了一次长达一年的调查。当时的数据显示：知识分子的平均年龄为58.52岁，而且在岗的知识分子中有61.08%的人正在患有各种疾病。10年过去了，这位研究员无比惊讶地发现：知识分子的平均死亡年龄比10年前还要低5.18岁。

3.“疲劳综合征”十大信号

（1）“将军肚”早现。30—50岁的人，大腹便便，是成熟的标志，也是高血脂、脂肪肝、高血压、冠心病的伴侣。

（2）脱发、斑秃、早秃。每次洗桑拿都有一大堆头发脱落，这是工作压力大、精神紧张所致。

（3）频频去洗手间。如果你的年龄在30—40岁之间，排泄

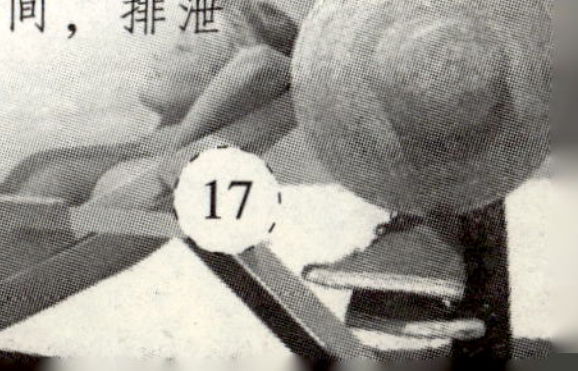

次数超过正常人，说明消化系统和泌尿系统开始衰退。

（4）性能力下降。中年人过早地出现腰酸腿痛，性欲减退或男子阳痿、女子过早闭经，都是身体整体衰退的第一信号。

（5）记忆力减退。开始忘记熟人的名字。

（6）心算能力越来越差。

（7）做事经常后悔，易怒、烦躁、悲观，难以控制自己的情绪。

（8）注意力不集中，集中精力的能力越来越差。

（9）睡觉时间越来越短，醒来感到不解乏。

（10）经常头疼、耳鸣、目眩，检查也没有结果。

日本“疲劳综合征”预防协会公布的白查方法：具有上述两项或两项以下者，则为“黄灯”警告期，目前尚无需担心；具有上述3~5项者，则为一次“红灯”预报期，说明已经具备“疲劳综合征”的征兆；6项以上者，为二次“红灯”危险期，可定为“疲劳综合征”的预备军。

易患“疲劳综合征”的三种人

（1）有钱（有势）的人，指其中只知消费不知保养的人。

（2）有事业心的人，其中称得上“工作狂”的人。只要马儿跑，不给马吃草的人。

（3）有遗传早亡血统又自以为身体健康的人。

举例说明，一名34岁的男子在深圳大酒店宴席厅里猝死，据介绍他是某公司的销售部经理，拼命地工作以实现自己的人生目标：100万元的存款、一栋花园别墅、一辆“本田”汽车。然而，这“三个一”的目标尚未达到，却提前得到了一张心肌梗塞的死亡证明。

疲劳征可引发过劳死。

近年来，人类的疾病谱上又添一新病症—CFS(慢性疲劳综合征)，美国疾病控制中心正式命名了此病，并拟订了相应的诊断标准。

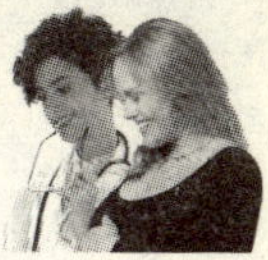

早在20世纪七、八十年代，在欧美、日本等发达国家，疲劳已日益成为严重的健康问题。1987～1989年间，在日本仅有报道的“过劳死”病案就已达到1800例。据美国流行病学调查发现，严格按照CFS诊断标准，当时美国至少有400万人患有慢性疲劳综合征。在1995年1年内，日本著名的精工公司、川崎制铁公司和全日本航空公司等12家大公司的总经理相继突然去世，年龄大多在四五十岁。为什么这些生活、医疗条件都十分优越的大公司老板，反而达不到日本男子的平均寿命76岁呢?医学家调查的结果是“积劳成疾，过劳猝死”。

我国同样面临着这一问题，据对北京某中学毕业班学生的调查结果表明：96.57%的人有下午瞌睡、打不起精神的现象；81.23%的人有头昏脑胀、记忆力下降等现象。前不久公布了一项在上海、无锡、深圳等地对1197位中年人健康状况的调查结果：其中66%的人有失眠、多梦、不易入睡或白天打瞌睡的现象；经常腰酸背痛者为62%；一干活就累的人占58%；爬楼时感吃力或记忆力明显减退者为57%；皮肤干燥、瘙痒、面色晦暗、脾气暴躁、焦急者为48%。

据报道，最近5年中国科学院所属的7个研究所和北京大学的专家、教授共134人谢世，平均年龄仅仅53.3岁。国家体改委公布的一个专项调查结果表明，肩负重任的我国知识分子平均寿命仅58岁，比全国人均寿命低10岁左右。导致中年知识分子体质下降、慢性病多发的主要原因是长期工作劳累过度，不能及时缓解，于是积劳成疾。

最近，新的调查结果表明，慢性疲劳综合征在城市新兴行业人群中的发病率为10%—20%，在某些行业中更高达50%。所以，主动积极预防此病应引起人们的重视。

4.亚健康朝你走来

亚健康状态是近年来国际医学界提出的新概念，是指机体虽然无明显疾病，但呈现活力下降、适应力减退的一种生理状态。当代社会高速发展，生活节奏加快，工作及生活的压力，使人们的情绪常处于一种持续紧张状态，久而久之会造成多系统多器官的功能失调，产生多种多样的又不固定的不适症状，这种处于健康与疾病之间的第三状态即被称为亚健康状态又称"灰色状态"。据世界卫生组织报道约有60%的人处于这一状态。北京的一项调查统计，亚健康状态者日渐增多，在某些人群中已超过这个比例。

（1）亚健康处在灰色状态

李振涛教授说，"亚健康，是指介于健康与疾病之间的边缘状态"，又叫"慢性疲劳综合征"，或"第三状态"，或"灰色状态"。在世界很多国家和地区广泛存在，已成为国际上医学研究的热点之一。亚健康在临床上常被诊断为疲劳综合征、内分泌失调、神经衰弱、更年期综合症等。其在心理上的具体表现是：精神不振、情绪低沉、反应迟钝、失眠多梦、白天困倦、注意力不集中、记忆力减退、烦躁、焦虑、易惊等。在生理上则表现为疲劳、乏力、活动时气短、出汗、腰酸腿疼等。此外，还有可能出现心血管系统疾病，如心悸、心律不齐等。

一项在上海、无锡、深圳等地对1197位中年人健康状况的调查结果，其中66%的人有失眠、多梦、不易入睡或白天打嗑睡的现象，经常腰酸腿痛者为62%，一干活就累的人占58%，爬楼时感到吃力或记忆力明显减退者为57%，皮肤干燥、面色灰暗、情绪极不稳定等等为48%。在一些从事企业管理、商业活动的人中，这个比例更高。这主要是因为生活和工作节奏的加快，竞争日趋激烈，人们的心理承受能力不断加重的缘故。

（2）亚健康状态也分级别

国内外研究表明，现代社会完全符合健康标准的人只有大约15%左右，属于有疾病在身的人大约15%，其余近70%的人都处在不同程度的亚健康状态。打个比方，如果健康和疾病是生命过程的两端的话，它就像一个两头尖的橄榄，中间突出部分就是处于健康与有病之间的过渡，即亚健康。亚健康包含前后衔接的几个阶段。与健康紧邻的可称为“轻度身心失调”，它常表现为疲劳、失眠、胃口差、情绪不稳定等，约占人群的25%–28%。这种失调者持续发展，可进入“潜临床”状态。此时，已呈现出发展为某些疾病的高危倾向。人群中，这种状态超过1/3。他们除了表现为身心失调外，还常伴有慢性咽痛、反复感冒、精力不支等。另有约10%的人处于潜临床和疾病之间，即“前临床”状态，指已有了病变，但症状还不明显，从健康驶向疾病。

（3）亚健康状态自测

对照着下面这些症状，测一测自己是不是有亚健康、或是亚健康到了什么状态了？

如果你的累积总分超过30分，就表明健康已敲响警钟；如果累积分超过50分，就需要坐下来好好地反思你的生活状态，加强锻炼和营养搭配等；如果累积总分超过80分，赶紧去医院找医生，调整自己的心理，或是申请休假，好好地休息一段时间吧！

①早上起床时，有持续的头发丝掉落。5分

②感到情绪有些抑郁，会对着窗外发呆。3分

③昨天想好的某件事，今天怎么也记不起来了，而且近些天来，经常出现这种情况。10分

④害怕走进办公室，觉得工作令人厌倦。5分

⑤不想面对同事和上司，有自闭症式的渴望。5分

⑥工作效率下降，上司已表达了对你的不满。5分

⑦工作一小时后，就感到身体倦怠，胸闷气短。10分

⑧工作情绪始终无法高涨。最令自己不解的是：无名的火气很大，但又没有精力发作。5分

⑨一日三餐，进餐甚少，排除天气因素，即使口味非常适合自己的菜，近来也经常嚼干蜡。5分

⑩盼望早早地逃离办公室，为的是能够回家，躺在床上休息片

刻。5分

⑪对城市的污染、噪声非常敏感,比常人更渴望清幽、宁静的山水,休息身心。5分

⑫不再像以前那样热衷于朋友的聚会,有种强打精神、勉强应酬的感觉。2分

⑬晚上经常睡不着觉,即使睡着了,又老是在做梦的状态中,睡眠质量很糟糕。10分

⑭体重有明显的下降趋势,今天早上起来,发现眼眶深陷,下巴突出。10分

⑮感觉免疫力在下降,春秋流感一来,自己首当其冲,难逃“流”运。5分

⑯性能力下降,昨天妻子(或丈夫)对你明显地表现了性要求,但你却经常感到疲惫不堪,没有什么性欲望。妻子(或丈夫)甚至怀疑你有外遇了。10分

(4) 维生素力克亚健康

维生素缺乏是疲劳很重要原因,现在生活好物质供给丰富了,为什么人体还会缺乏维生素呢?这与人们的饮食习惯有关。我们知道,维生素A、维生素B_2主要存在于动物肝脏中。可是近年来,在日常生活中,有不少人不喜欢进食动物肝脏,是造成维生素A、维生素B_2摄入不足的一个不可忽视的因素。另外,近年来随着生活水平的提高,饭越吃越白,标准米、标准粉买不到,而且饭量越吃越小。大家知道,维生素B_1的主要来源是粮食作物,而且主要存在于粮食作物种子的表皮和胚芽部分中。由于粮食制品的精加工或重复加工多,维生素B_1的损失、破坏明显增加,以致造成维生素B_1的摄入不足。

为了尽快从亚健康状态中走出来,纠正维生素摄入不足,首先要调整粮食结构,改变粮食越吃越白、饭越吃越少的不良习惯,在适当增加动物肝脏、胡萝卜摄入量的同时,建议白领青年

每人每天摄入维生素B_1、维生素B_2和维生素A、D各一粒。为了防止维生素过量，周三、周六停服，这样每周服5天，以满足人体健康对维生素的需要。维生素是非常便宜的药品，可是对人体健康的作用却是非常重大，即使是青年也不能忽略。

(五)不可忽视的性疲劳

据统计，更年期男性出现不同程度的性功能障碍者约占3／4。常见的有性欲减退、性感不足，有的甚至发生阳萎。性激素分泌不足，患某些疾病(如糖尿病、高血压、高脂血症)，过量饮酒、吸烟等是导致更年期男性性功能减退最为常见的躯体因素。

更年期男性社会负担重、精神压力大、情绪基调往往偏低，加之配偶对性生活可能缺乏兴趣，均可影响性功能。但是，更年期的男性性功能低下大多是间歇性的。美国学者曾对1709位40岁以上的中、老年男性进行长达5年之久的性功能调查，发现有半数以上的人曾出现过程度不同的性功能低下。但是，40岁以上出现阳萎者只占5%，70岁以上阳萎者也不过占15%。由此可见，对于更年期男性的性功能减退，大可不必过于担心。

男性在更年期出现的性功能减退多是一种正常的生理变化，对这种变化应有正确认识，并从心理上接受这种变化，过重的心理负担只能使性功能进一步减退。配偶的不理解也是造成性功能障碍的重要因素。程度轻松或间歇性的性功能低下一般不需要特殊治疗。若属于性激素缺乏所致阳萎，可在医生指导下采用性激素治疗，但长期使用或不加选择地滥用性激素是有害的。

1.阳痿常与疲劳结伴而行

慢性疲劳包括肌肉过度疲劳、用脑过度疲劳及忧郁、不安、紧张等导致的心因性疲劳可干扰性欲的唤起以致发生勃起功能障碍，即人们所说的阳痿。房事的失败，反过来又会加重心理上的强烈不安和焦虑，如不及时纠正，将使阳痿愈来愈重。

现代医学研究表明，疲劳加重阳痿主要是因为疲劳时体内会产生大量的“过氧化脂质”。这种物质可直接引起生物膜损伤，久之，对生殖系统可造成不可逆转的病理损伤，故慢性疲劳导致阳痿最早是心因性的，但随着疲劳程度的不断积累，可逐渐发展为器质性甚至成为永久性。

因此，必须科学地安排工作和用脑时间，既要有足量的消极休息如睡眠与静坐等，又要有多样化的积极休息，如体操、跑步、跳舞、唱歌等，并要注意在疲劳时应暂停性生活。一旦出现阳痿也不必勉为其难，应泰然处之，以免形成不良的记忆，造成恶性循环。

2.泰鼎牌康喜胶囊能通过改善脑疲劳达到改善性疲劳的效果。(电话：86—10—83521917、51889354)

(六)警惕白领心理慢性疲劳及过劳死

1.心理慢性疲劳

最近经常感到没劲儿，身体上又没什么毛病，可就是打不起精神，工作也不像以前那么有干劲了，什么都吸引不了他，注意力也集中不起来。上班很累，下班更累，出去玩没时间，吃饭怕发胖，去商场一见那么多人心里就烦，总之一句话：没意思!他周围的许多人都有这样的感觉。他已经30多岁了，小孩刚几岁，没有年轻人那些蹦迪、唱歌、看电影、追求时尚的兴趣和精力，生活中缺乏朝气和锐气，他这是怎么回事呢?

这种状况在白领阶层比较多见，虽然工作不像体力劳动者那么辛苦，但心理上总觉得更疲劳，这种症状被称为慢性疲劳综合征。

一般刚开始工作的人目标都比较单纯：多挣钱，往上爬，找到理想的对象。可是，工作一段时间以后，地位也到了一定层次，钱也挣了一些，成家有了孩子，下一步的目标是什么呢?因为工作上再上一个台阶很难，自己的工作和生活每天就是那些事，单调乏味，虽然很忙，但都是庸庸碌碌的，没有感到自我价值。所以，在这个阶段，人容易感到目标茫然，精神疲惫，应该重新评估自己的能力和价值观，寻找新的更高层次的生活目标。如果工作岗位在近期内没可能变化，但是单调乏味的工作内容让自己没有工作动力，这时要考虑学习新的东西，让自己的头脑更新知识，新的东西总会让人好奇和兴奋。

只会工作而不会休息，身心必然会疲惫不堪。日本男性的“过劳死”就很多见，慢性疲劳综合征也经常发生在中年男性身上。虽然没有年轻人那样的兴趣和精力，但是，中年人也应该培养自己的业余爱好，每周至少两次体育锻炼，每两周至少有一次户外或朋友聚会活动，每月至少亲身参与一次文体娱乐活动。

和家人进行深入的感情沟通是十分必要的，不要以为“老夫老妻”就不需要这些，也不要把家务琐事都推给爱人，对他说说内心的想法，为她买个新礼物，分担一些家务，她的惊喜和感激也会带给自己意想不到的生活情趣。

2.过劳死

人到中年，脱掉了青年人的幼稚，没有老年人的暮气，步入中年而事业有成者大有人在。但调查结果表明，中年人的健康情况令人担忧。半数以上的中年人患有不同程度的疾病，英年早逝令人惋惜。

从医学角度看，中年是健康能否保持的分水岭，免疫系统的保健尤为重要。影响中年人免疫系统主要因素有心理应激和生活方式。

心理应激：应激是机体对作用在机体上的生理或心理需求的反应。应激分为两类：良性应激是一种积极的反应，例如欣慰、满足等；而焦虑、紧张、忧郁、恐惧等心理反应属于不良应激，它尤其损害人的免疫系统。实验中，在饲养小白鼠的笼子外放一只猫，小鼠听到充满敌意的叫声，15天后体重下降，胸腺脾脏萎缩，免疫细胞活力下降，3个月后，开始出现肿瘤。应激的危害就是如此之大。

生活方式与免疫：现代医学研究表明，生活方式对人体免疫系统的影响是明显的。随着社会文明发展而出现的“白领综合征”，“过劳死”等均与生活方式有关。究其原因，许多中年朋友的生活极不规律，违背了机体内在的生物节律，进食时无所顾忌大吃大喝，睡意朦胧时还要强打精神从事工作，生物节律受到严重破坏。生物节律的紊乱，会导致产生许多抑制免疫反应的物质，使免疫系统受到严重损害。吸烟、喝酒是许多中年朋友工作和生活的伴侣，而酒精、烟草也会严重损害免疫系统。

中年朋友应该注意保健自己的免疫系统，首先要保持良好的生活方式，化解不良的心理应激，同时应该注意饮食与营养，提高应付各种疾病的能力。

附：舒缓眼肌疲劳小窍门

现在有越来越多的人感到眼睛疲劳。这是由于我们生活在科技空前发达的现代社会中，电脑、电视或录像把人们的眼睛紧紧地吸引在屏幕上，长此以往造成严重的视觉紊乱。而目前已有的一些保护视力的措施还远远不够。

以下为您介绍几点实用的小方法，帮助您缓解眼部疲劳：

◆屏幕的亮度（电脑或电视）一定要柔和，有一定的对比度但不能太强烈，否则就会造成眼部疲劳。

◆长时间工作一段时间后，要把眼睛移开屏幕10或15分钟。

◆用水浸泡药用小米草或母菊花，搁至水温适宜，然后将毛巾浸湿，敷于眼部10到15分钟。

◆经常眨眼20分钟，因为眨眼是眼部的天然按摩师。

◆闭眼小憩片刻，能够预防眼部紧张或疲劳。

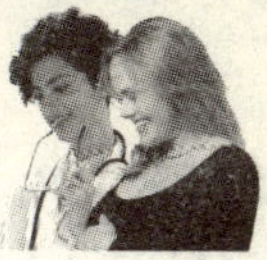

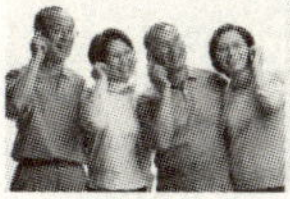

第三章　诠释记忆障碍

你的大脑就像一个沉睡的巨人

——托尼·布赞

大脑仍然是人类了解最少的区域之一，而记忆则是它最神秘的一种生理过程。

事实上，人类的大脑复杂到了令人生畏的程度。它有1000亿个被称为神经元的细胞，而且每个细胞都可以通过多达1万种的方式与其周围细胞建立联系。但是在记忆形成的过程中只有几十个被称为神经突触的连接物发挥着关键的连接作用。

单是找到这些连接物就花费了神经科学家们很长的时间，查明它们是如何锁定记忆将要花费更长的时间。

(一)影响记忆力减退的种种原因

影响大脑记忆力减退的原因很多如忧虑、睡眠问题、忧郁、甚至心脏，但只要我们相信：在正确方式下刺激大脑，几乎任何年龄的大脑都能生成细胞并形成储存新信息的新途径。事实上，神经细胞减弱或减少，主要有以下几种主要原因：

1.自由基损伤

自由基由正常人体功能产生，它是一种可能损伤细胞和细胞中脱氧核糖核酸(DNA)的不稳定分子。医生从解剖证据中得知，大脑细胞尤其易受其破坏。研究人员检测了多种所谓的抗氧化剂的作用，这种物质中和自由基，得到了各种不同的结果。一种名叫姜黄素(来自草本植物黄姜)的物质大大改善了有记忆缺陷的动物的大脑功能：包括a–类脂酸和维生素C、E在内的制剂，以及其他几种物质也有类似作用。

2.化学传递物质的减少

患有阿尔茨海默氏症的人表现为大脑中一种名为乙酰胆碱的化学物质水平降低，这种化学物质参与信号传送。利用预防这种传递物质减少的药物，医生能减慢这种疾病的进程。

3.细胞膜组成的变化

研究人员说，神经细胞膜含有大量的脂肪类物质，这种物质对细胞功能至关重要。它看起来随年龄增长而逐渐减少。磷脂酰丝氨酸是其中的一种物质。

4.血液流动减缓

人上了年纪后，大脑得不到与年轻时相同的血液流量，特别是患有心血管疾病的人。医生说，血流被认为对神经功能至关重要，这可能就是体育锻炼为何能增强智力表现的一个原因。

因为缺乏许多营养补剂的安全信息，许多医生对类似产品增强记忆力的作用非常怀疑。比方说，银杏会导致胃出血，特别是同阿斯匹林一起服用的时候。而医生对长期服用大量补剂产生副作用的了解也很少。洛杉矶加利福尼亚大学老年问题中心主任加里·斯莫尔说：“最好的情况是你在浪费钱，最糟的情况是你在伤害自己”。

(二)修复记忆力障碍的办法

过目不忘是很多人的梦想，尽管现在科学家已经研制出一些药物和保健品能改善记忆力，但它们成本高、长期服用并不方便，有没有更简单的方法呢?最近几年，科学家发现一些普通人可以做到的普通事情就可以提高记忆力，大家不妨试试。

1.合理饮食提高记忆

科学家发现很多食品和饮料能提高记忆力。以色列的科学家证实，喝咖啡有助增强记忆。记忆力与大脑的神经细胞有密切的关系，大脑负责部分，据认为是“树突棘”。以色列科学家把脑中的“树突棘”细胞分离出来，放在培养液里，在没有任何刺激的情况下，这些细胞可以3至4个小时保持静止。

但当在培养液中加上咖啡因后，“树突棘”细胞不但在体积上增大变长，甚至出现罕见的新的分支，注意力及味觉细胞的功能增强了。日本化学家发现，米酒中的一组酶抑制剂有增强记忆的作用。

研究饮食与记忆的关系是刚刚起步的营养神经学的一项重要内容。适当食用包含天然神经化学的物质可以增强智力，也许还能防止大脑老化。这些有助记忆的食物包括水果和蔬菜、脂肪含量高的鱼类、糖、维生素B等。

2.经常咀嚼增强记忆

英国一所大学研究表明，咀嚼口香糖有助于记忆。对比实验发现咀嚼口香糖者在测试中胜过不嚼口香糖者。研究人员认为，嚼口香糖时不断地咀嚼动作加快了心脏的运动，增加心脏向头部供应的血液量，从而促进大脑活动，提高人的思维能力。同时，咀嚼促使人分泌唾液，而大脑中负责分泌唾液的区域与记忆和学习有密切关系。日本科研人员也发现咀嚼会刺激脑部主管记忆力的部分。脑部的海马趾细胞，也就是管学习的部分，会随着年纪渐大而衰退，短期记忆力也会衰退。

日本研究人员用扫描方法，发现咀嚼的动作或下巴的张合，可以增加海马趾区内的细胞活动，防止其老化。

3.睡眠充足有助于记忆

研究人员发现在学习和练习完新东西后好好睡一觉的人，第二天所能记起的东西要多于那些学习完同样的东西后整夜不睡觉的人。一些发现也证实了美国科学家的这一结论：保持心情平静、沉着，保持精神集中，使大脑获得良好的休息，有助于提高记忆力。获得这一良好状态的一个实用方法是思维按摩，具体方法包括用拇指和食指从上到下轻轻地按摩整个耳朵，用两只手的手指触摸位于发际和眉毛之间的两个穴位。这些方法会促进血液流动，消除记忆障碍和增强记忆力。当然，提高记忆还与身体条件、周围环境等因素有关，特别是科学家发现，脑子越用越灵，合理多用脑，会推迟神经系统的衰老，有助于保持和提高记忆力。

4.勤用脑记忆好

谁都希望自己有很强的记忆力。可是应当承认，人的记忆力差异明显。专家认为，每个人生来的记忆特性就不同。有的儿童在婴幼儿期就表现出非凡的记忆力，记事极早。我们注意到，有的人记忆力超常，甚至表现出极大的记忆潜力，而有的人记忆力却很差。

先天的差距自然存在，但也不能忽视后天的作用。著名心理学家巴特利特提出这样一种做法：让学生读一篇历史文章，过一段时间安排学生用自己的话讲述这段历史。这样做既锻炼了学生的记忆力，也使他们对文中的历史概念加深了印象。任何事情都有规律，不必事事死记硬背，只要摸索适合自己的记忆方式，就会找到增强记忆的钥匙。质量好而且充足的睡眠，也有助于增强和恢复记忆力。应当说，存在所谓错误记忆。因为大脑不是储藏室，记忆不是被动地储存信息：把要记的东西放进去，需要时再拿出来。记忆是积极地重新恢复过去的东西的过程。人每分钟都离不开记忆，都得使用记忆“库”。人总是在回忆，在修复自己的记忆。在人失去对一些东西的记忆并试着填补这些空白的时候，有时会出现一些自以为正确、但实际上错误的记忆。

随年龄的增长，记忆力有可能减退。有人把手提包丢在商店里或出租车上，有人忘了把自行车或汽车停放在什么地方，有人忘了很熟悉的电话号码或丈夫(妻子)的生日，甚至还有人忘了自己叫什么名字。专家认为，防止阿尔茨海默氏症发展的最佳办法是积极的精神生活。精神生活需求少的人，患这种病的机率比精神生活丰富的人高得多。丰富的精神生活有助于记忆，而良好的记忆力又可以使人精力旺盛地工作到晚年。记忆力强还能使人的生活有活力，甚至到耄耋之年都有旺盛的精力去做自己想做的事情。如何使记忆力终生不减，是每个人，特别是老年人的愿望。人的大脑蕴藏着无穷的潜力，要增强记忆力，就得积极地给大脑增加负担，不让大脑“生锈”，即勤动脑。做一些您认为您没有能力做的事，即在日常生活中不墨守成规。有自己的日程表，即不混日子。

患严重的病毒性疾病，往往使人失去记忆。一些烈性病毒之所以危险，是因为它们侵入神经中枢，损伤大脑的记忆部位。另外，呼吸暂停现象，即睡着了的人几秒钟没有呼吸会使白天无精打采，短时失去记忆，甚至降低思维能力。有这种症状的人，应该立即去看医生。

5.多吃橄榄油可防记忆力下降

新的研究显示，多吃橄榄油的饮食习惯还可以防止健康的老年人随年纪增大而出现的记忆力下降。

意大利巴里大学以安东尼奥·卡普尔索博士为首的研究人员，在最新一期《神经病学》杂志上发表的研究报告指出，在他们调查的278位老年人中，吃富含不饱和单脂肪食品的人与吃不饱和单脂肪含量较少的食品的人相比，记忆力随年事增高而下降的可能性较小。究竟不饱和单脂肪的摄入量达到多高才能防止智力下降目前尚不清楚。但卡普尔索和他的同事推测，不饱和单脂肪酸可能有助于维持脑细胞膜的结构。从预防心脏病的角度来说，不饱和单脂肪有助于降低低密度脂蛋白—或称“劣质”胆固醇的水平，但不会降低高密度脂蛋白或称“优质”胆固醇的水平。

除橄榄油以外，含不饱和单脂肪的食品还有核桃、猪肉、鸡、牛肉、蛋类、鲭鱼和鲱鱼以及芝麻、棕榈油、谷物、向日葵和豆油。研究人员在报告中指出，参加此项研究的受试者平均每天食用46克橄揽油。在他们每天摄入的总热量中超过17%是不饱和单脂肪，其中85%来自橄榄油。

研究结果表明，受试者食用不饱和单脂肪的量越多，就越不容易随年岁增大而出现记忆力衰退。

6.组织信息轨迹法可有助记忆

伦敦大学学院神经学家埃莉诺·马圭尔召集了在世界记忆力大赛中名列前茅的8个人以及科学家已经对其过人记忆力进行过研究的另外两个人。

这个在伦敦举行的一年一度的大赛是一个让媒体大为惊讶的盛典——那些有过人记忆力的选手是焦点所在。这些选手能记住99个陌生人的样子和名字，史诗般长的诗歌，4000个阿拉伯数字，400个随意的单词，还能快速回忆起洗乱了的52张纸牌的顺序。

科学家将这10人的大脑与另外10个年纪相仿但记忆力一般的人的大脑做了比较，让两组志愿者都做非记忆性智力测试，并且用磁共振功能成像仪扫描他们的大脑。

扫描显示，有超级记忆力的人的大脑有三个部位尤其活跃——中顶骨皮层、retrosplenial皮层和右后侧海马体。但是他们全部记忆力的秘密并不是高智力、良好的教育或不一样的大脑构造。

通过对这些记忆力超群者的精密提问，研究者发现他们都使用记忆法——由凯奥斯岛的希腊诗人西莫尼季斯在公元477年创造的记忆技巧。西莫尼季斯能记得他去过地方的所有景色。

西莫尼季斯的记忆技巧更正式的说法是“轨迹法”，就是说一个物体或数字与一个影像联系在一起，被看作是在脑海中路径的一个显著点。当回想时，这条路径就浮现在脑海里。

例如，参加实验者要记住一系列只有细微差别的雪花。对大多数人来讲，那些影像很快就被遗忘，变得模糊不清，但是有记

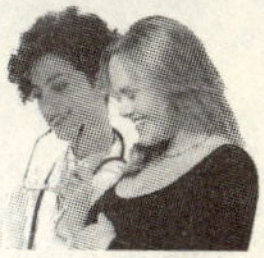

忆技巧的人会看到每片雪花的特有细微不同点，并与别的影像联系起来，如人、动物或物体。

马圭尔说：“超常的记忆力不是因为有非同一般的智力或者大脑结构差异”。

“确切地说，我们发现有绝佳记忆力的人运用了空间学习策略，刺激大脑某些对记忆和空间特别有决定性的区域，如海马体”。

她又补充说，有些人觉得记忆法好像是“过于复杂”的技巧，和日常生活关系不太大。

但是马列圭尔认为，组织信息的轨迹法对许多人非常有用——要掌握这个方法并不是太难，这只不过是更有效的平常记忆法的变体而已。

7.测测你的记忆力“老”了吗?

◆还记得上星期二晚餐吃了些什么菜吗?

◆以前做事的那家公司，他们的电话号码还记得吗?

◆昨天早上出门时，还记得最先碰见的熟人是谁吗?

◆最近听的讲演，还记得其主要意思是什么吗?

◆最近这一次所看的电影，剧中人叫什么名字还记得吗?

◆最近读过的小说，书名还记得吗?

◆昨天想好的事，第二天能清晰地记起来吗?

◆能清楚地记住每次的开会时间吗?

◆每次停车后能确定自己锁好车门了吗?

◆新朋友中哪一位是最晚结识的，还记得吗?

如果您的答案有半数以上是否定的，您就要注意自己的记忆力了，说明它已经亮起了红灯，如果否定答案太多，就要去看医生了。

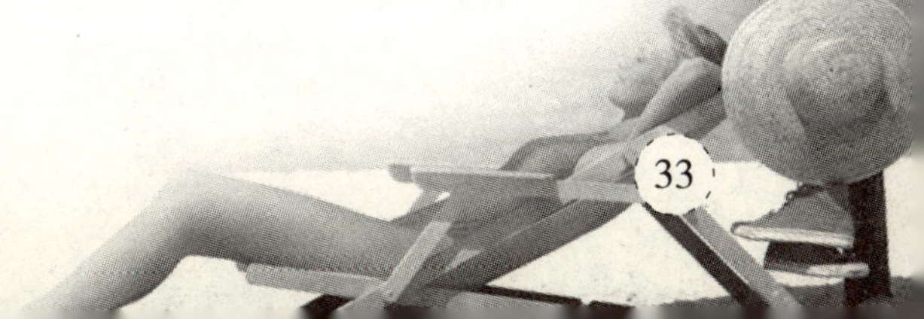

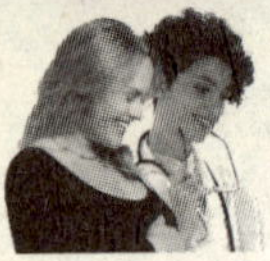

8.记忆力下降的患者在生活中应注意以下几点：

建立积极健康的生活方式，学习、工作、饮食、睡眠、运动等日常生活要有规律进行自我调节，注意保持乐观的情绪和积极向上的心态，特别是面对生活中的应激事件，要学会自我减压，保持身心健康。

◆物品放在相对固定的位置，使用后放回原位，对于一些重要的事情可以采取用笔记录的方式，养成良好的生活习惯。

◆在饮食中应该注意补充新鲜蔬菜水果及玉米、全小麦、豆类、蒜头、蘑菇、奶、沙丁鱼、瘦肉等食物。

◆每天可以服用一定量的银杏叶提取物及维生素E。

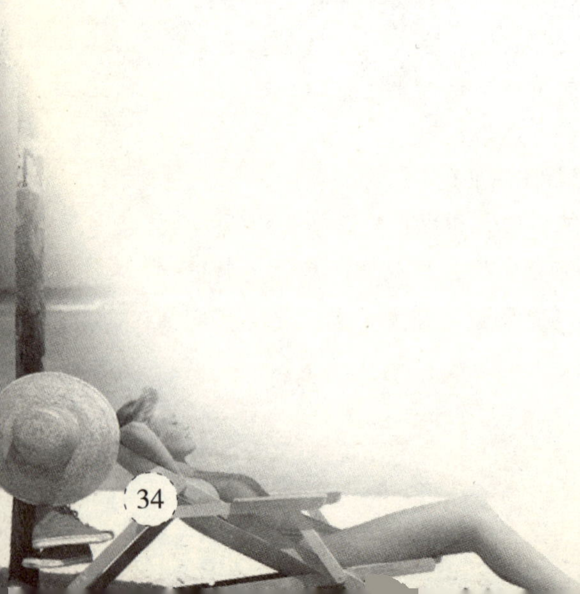

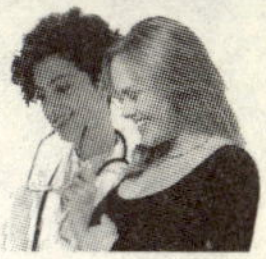

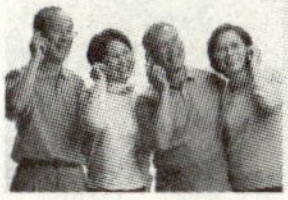

第四章 生物钟失控——睡眠障碍

“知机其神乎”

——《周易》

“应变，善变不如知变”

——《周易》

人体的睡眠有明显的昼夜节律，通常又称为“生物钟”现象，而“生物钟司令部”就在间脑的下丘脑视交叉这个部位上，因此睡眠障碍的关键在大脑。

(一)睡眠生理

1.回归夜生理

“夜生理”状态是指人体主动适应夜间环境变化，使机体各脏器组织恢复和谐统一，进行消化代谢、生理充电、恢复精力、巩固记忆加工信息的全过程。保持正常的夜生理状态，是人体健康的基础，是保证机体各种代谢的前提，也是白天机体精力旺盛、思维敏捷、行为正常、动作协调等生命特征的体现。

时间生物医学研究表明，机体在不同的时间呈现不同的特征，并呈现规律性波动。在昼夜交替环境中，机体内的各种生理活动节律，彼此间保持着固定关系，同步运行。

人在白天处于觉醒状态，要进行活动、摄食、排泄、观察、工作、学习、思考等行为活动；而夜间不仅要睡眠休息，还要进行消化、合成、充电、修复、信息加工、巩固记忆等活动。

回归“夜生理”状态即全面调顺夜间机体内各生理机能

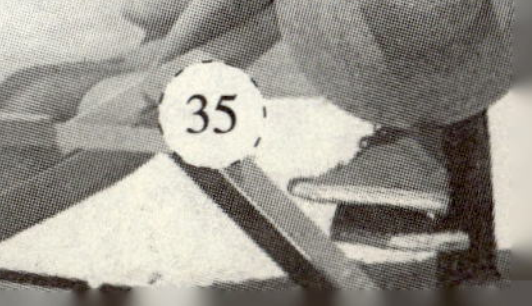

活动节律之间的和谐关系，主张在排除环境因素干扰的情况下，减弱大脑皮层兴奋度的同时，注重调节植物神经、内分泌、和脏器组织生理活动，保持同步于睡眠形式的功能状态，从而使得脑内神经递质、神经肽、植物神经系统、内分泌、体温等回归夜生理状态，提高机体自我调节能力。

这是保障入睡快、睡眠深、睡眠周期完整的关键所在，也是消除疲劳、恢复体力和精力、修复机体的重要条件。

2.最新报告——睡眠关系国家危机

随着社会生活向夜晚延伸，每5名成人当中就有1人苦于失眠，儿童也因睡眠不足而无精打采。由各学会代表组成的日本学术会议最近提出报告称，上述情况已演化成国家的危机，建议综合医学、分子生物学和社会学等领域创设“睡眠学”，并完善全国的有关研究体制。

建议报告称，睡眠学包括三方面内容：①从分子层面揭示睡眠机制的睡眠科学；②有助于治疗失眠和嗜睡症、预防生活习惯病和医治精神障碍的睡眠医学；③防止因睡眠不足和睡眠障碍引发事故、改善夜班劳动环境从而减少经济损失的睡眠社会学。

报告认为，应分领域设定研究中心机构，完善全国研究体制，同时还要通过与患者面谈等形式普及研究成果。

根据国立精神和神经中心的调查，日本失眠症患者高达2916万人，嗜睡症患者则有84万人以上。

(二)睡眠测试

◆这是一个来自美国睡眠基金会的非常有意思的有关睡眠的测试。

◆1999年，美国国家睡眠基金会进行的一次全国性睡商测试中，83%的美国成年人未能通过。人们一般平均只能给出6个以下

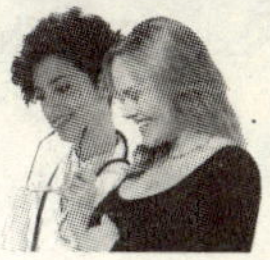

的正确答案。

◆想知道您对睡眠的了解有多少吗?您可以做如下睡商测试。

◆下面有关睡眠的12个观点，判断其正误 (在每题后的圈里打√或打×)。答案附后。

透视睡眠误区

你答对了几个问题?下面是权威睡眠专家提供的正确答案和分析，看来科学睡眠还真不简单，里面的陷阱还真不少。根据回答正确的问题数，看你属于下面哪一级:

A、(答对11至12道题)祝贺您，您已具备了足够的有关睡眠的知识!

B、(答对8至10道题)不错!请了解更多知识以提高生活质量。

C、(答对4至7道题)请阅读以下答案，您会对睡眠有全新的认识。

D、(答对1至3道题)您的睡眠知识尚有所欠缺，但亡羊补牢，为时不晚(现在就开始吧!)

1. “睡眠时，大脑在休息”。

错。您的身体在休息，而大脑没有。大脑在睡眠过程中依然十分活跃，它在为第二天的觉醒和最佳状态作准备。

2. “如果睡眠时数低于需要量1至2小时，第二天的行动总受到一些影响”。

对。睡眠是生理需要。通常儿童比成人所需睡眠时数多，而具体到每个人则由遗传决定。大多数成年人每日需8小时睡眠以保持精力充沛。如何判断自己的实际睡眠需要量呢?睡前不要设闹钟，睡至自然醒。感觉很放松吧?这就是您的睡眠需要量。您可以让自己少睡，却不能减少睡眠需要量。

3. “即使睡眠充足，无聊仍会引起睡意”。

错。真正引起睡意的是睡眠不足，没有睡够所需时数。睡眠不足的成人在无聊时会感到困倦。无聊，并非引起睡意，而是使睡意变得明显。

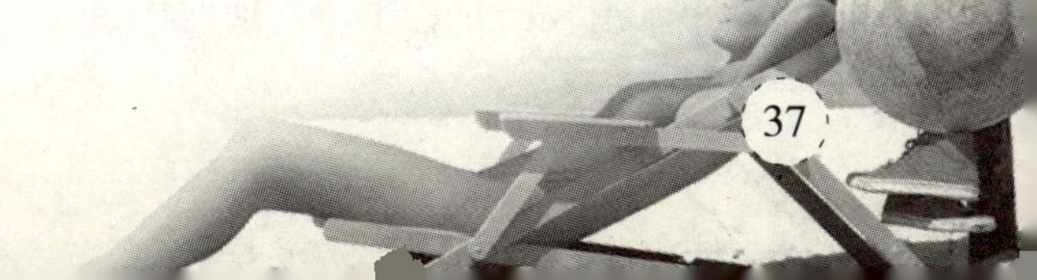

4.“躺在床上闭目养神并不能满足身体对睡眠的需要”。

对。睡眠对健康如同饮食一样不可或缺，休息是无法取代睡眠的。如果您不能睡够时数，那么您的身体就在积攒着“睡眠债”，并且迟早要为之付出代价。如果您疲劳驾驶，那您是在拿自己和大家的生命冒险，因为困倦的驾驶者会不知不觉趴在方向盘上睡着。困倦导致驾驶者无法集中注意力，与每年百万次的车祸息息相关！

5.“如果打鼾既不影响别人也不会闹醒自己，那就没什么害处”。

错。打鼾表明存在着威胁生命的睡眠障碍，被称为睡眠窒息。患者打鼾声音高且夜间频繁发作，伴喘息式呼吸以至于惊醒，这必然造成白天倦怠无比，且增加了意外事件和心脏疾病的发生率。但95%的睡眠窒息患者却并未意识到自己有着严重的睡眠障碍。而令人欣慰的是，患者经治疗后可改善睡眠和觉醒，降低意外和心脏疾病的发生率。故打鼾者应积极向内科医生和睡眠专家咨询。

6.“每个人每晚都会做梦”。

对。虽然很多人醒后不觉得曾做过梦，但其实每晚梦都会如约而至。梦境在睡眠的快速眼动期表现得最为生动。

7.“年龄越大，所需睡眠时数越少”。

错。睡眠需要量在成年人阶段变化不大。老年人夜间醒来次数较多从而睡眠时间减少，但他们的生理需要量与年轻时相比并未减少，只不过他们夜间睡得少白天就相应睡得多而已。虽然睡眠困难现象在老年人中十分常见，但年龄并非主要原因。如果您由于不良睡眠习惯或健康原因而致睡眠困难，可以求助于内科医生。

8.“大多数人无法明确说出自己何时会困倦”。

对。很多人不知道自己何时感觉困倦。这意味着什么?很多人不知道自己是否困倦，何时困倦，为何困倦。所以驾车时，如

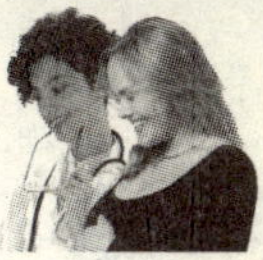

果您感觉困乏，即使距目的地只有几公里，也不要认为您可以硬撑过去。因为倘若您困乏到一定程度的话，您会在途中任何地点睡过去，可怕的事情接着发生了。

9. “驾车时开大收音机量会有助于保持清醒”。

错。如果您驾车途中感觉无法保持清醒，最可取的权宜之计是在安全地带停车小憩，或饮用咖啡类饮料。双管齐下可能会更有效，比如，先喝咖啡，而后趁咖啡尚未起效小睡一会儿。然而，真正有效的解决办法是防患于未然，充分休息后再出发。调查显示，开大收音机音量与嚼口香糖，打开窗户等一样收效甚微。

10. “睡眠障碍主要归因于忧虑和心理障碍。”

错。睡眠障碍是由多种因素引起的。比如说，睡眠窒息，由睡眠时呼吸道阻塞引发；发作性睡病患者，常常出现严重的白日困倦或突然陷入睡眠状态，由遗传所致；而多动腿综合征，表现为腿部有蚁走感，悚然感，活动后立即消失，目前病因尚不明。

11. “人体不可能完全适应夜班工作。”

对。所有的有机体(人类、动物、植物)都有其生理周期，或称24小时节律。当您穿越时区时，您的生理节律与昼夜更替的变化相适应。而对夜班工作者来说，昼夜更替并无改变，因此其生理节律也不可调节。不管您是否值夜班，您都会在午夜和清晨六点感觉最为困倦。因而不管一个人从事夜班工作有多久，白天睡眠都非易事。所以夜班工作者在工作日后半段应尽量不要喝咖啡，在就寝时间应避免接触噪声和强光，入睡前不要饮酒，不要剧烈活动。

12. “大多数睡眠障碍可不治自愈。”

错。不幸的是，很多因睡眠障碍而备感痛苦的人并未意识到这是种疾病，更不知道它是可以治疗的。目前的治疗方法有行为疗法(例如，每天定点入睡，定时醒来，有规律地小睡或减肥)，药物疗法，手术疗法或联合疗法。睡眠障碍是不会自行消失的，听任其发展下去，会造成很大的负面影响，降低生活质量，破坏人际关系，影响社会表现，甚至导致意外发生或死亡。

(三)学会睡眠

1.睡得香的办法

酷暑时分，人们难以入睡，工作、家庭、未来、数不清的烦恼纠缠着你。根据日本睡眠学会近期公布的调查结果，“半数日本人被怀疑曾经失眠”。

提高体温

最近，对睡眠质量感到不满的人正在增加，如果睡眠状况不好，会出现腰疼、食欲下降，抑郁症等症状，并且容易患上心脏病和糖尿病。

如何才能保证“良好的睡眠”呢?根据足利工业大学睡眠学教授小林敏孝提倡的“快速入眠法”，“在睡觉前如果使体温暂时上升，就能很快入睡，而且会睡得很熟”。人的睡眠与体温的变化有密切关系。白天体温较高，睡眠时则较低。睡眠状况越好的人，睡觉时体温下降的速度越快。

小林教授指出，如果在睡觉前两小时使体温上升，那么在就寝时体温正好开始下降。提高体温的理想方法是运动、洗浴等“轻度疲劳”的活动。

中午小睡15分钟

在下午2点左右，大家都会感到很困。虽然人们往往认为这是由于吃过午饭造成的，但是即使每天每隔两小时就吃一次饭，在2点左右依然会犯困。司机打着盹开车造成了很多事故，而事故也多发生在夜里2点或是下午2点。根据最近的研究成果，人的睡眠周期正好是12小时。

广岛大学综合科学系精神生理学副教授林光绪主张，“在工作场所也要有效地午睡”。所谓有效地午睡，是指15～20分钟的短暂睡眠。由于人最初进入的是浅度睡眠，经过30分钟以后，大

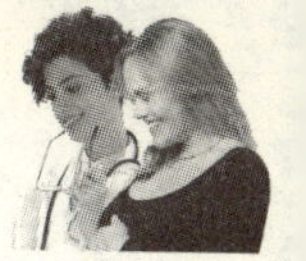

脑就进入了完全休息的状态。即使这时候起床，大脑也很难迅速变清醒。因此在睡眠还很浅的阶段就起床是要领所在。

为了在午睡后迅速清醒，最好在睡觉前喝一杯咖啡。摄入的咖啡因在醒来的时候正好发挥作用，下午的工作效率也会由此提高。

提高空调冷气的温度

在炎热的夏季，很多人在晚上睡觉时仍开着空调。那么如何使用空调才有利于睡眠呢?

足利工业大学建筑环境工学教授垣锷直在试验中发现，比起短暂降温后再睡觉，将空调的温度定得较高，熟睡感更加强烈。

垣锷教授在试验中，对两种情况进行了比较，一种是就寝后两个小时将房间的温度降至26摄氏度，然后将空调关掉，另一种则将空调设定在28摄氏度。最终发现，持续开着空调，睡眠更长，中途也很少醒来。而关上空调时，很多人都会在黎明醒来。

垣锷教授指出："将空调的温度定得稍高，制造出一定的温度环境，将促进熟睡感。如果室温过低，血液流动将变慢，身体会感觉很冷。这应该引起我们的注意。"

2.睡姿事小，学问多多

不知道您习惯怎么睡?仰着睡、侧着睡、趴着睡、卷成"虾米"状，还是像朱元璋那样睡成个"大"字型?对一般人来说，其实怎么睡都好，舒服最重要；但对于有某些特殊疾病，或者处于特殊状况的人来说，睡姿就很重要了，不同疾病需要不同睡姿。

当然，最需要注重睡姿的，莫过于长期卧床的中风或慢性病人。如果家人疏于照顾，老是让病人平躺着睡，很容易在背部及臀部等部位长出褥疮，因此最好能每两小时翻身一次，由平躺改为侧睡或者趴睡；如果褥疮长在髋骨部位，当然就不能侧睡，以仰卧及俯卧为宜。调整睡姿也可以帮助病人排痰，让痰液不会堆

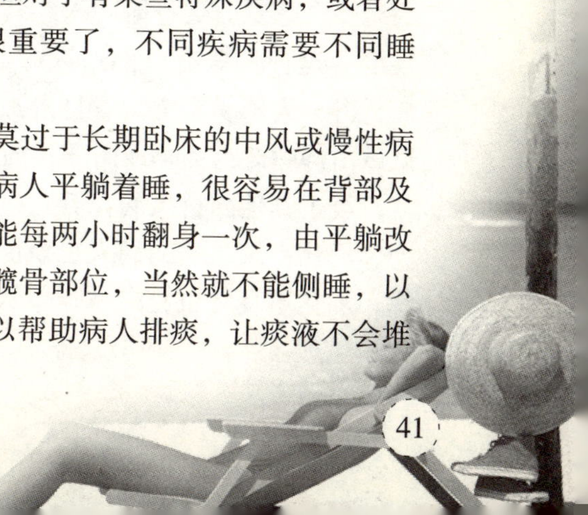

积后肺壁。

此外，有肌肉、关节、骨骼病变者，也是必须调整睡姿的一群人。有急性关节炎者，因为患部正在发炎、疼痛、经常辗转难眠，有些病人发现，平躺时在双膝下方垫个小枕头，似能缓解疼痛。医生强调，这么做其实是错误的，若长期这样做，膝关节反而可能屈曲、挛缩，甚至会影响走路。

患有僵直性脊椎炎者在发病初期，为了预防关节变形、驼背等，最好趴着睡，以便尽量撑平脊椎，且床垫可选择稍硬些。但如果病情严重，脊椎已经变形，则不必硬要趴着睡不可，不妨采用自己觉得最舒服的姿势。

现代人有肌肉肌膜疼痛症候群者不少，若疼痛部位在臀部的梨状肌，则不妨改用侧睡，并在两腿之间夹一个枕头，让肌肉放松；动过人工关节手术者，也适合采取这种睡姿。此外，患有椎间盘突出症者，若处于急性期，最好采取侧睡或仰睡姿势，让椎间盘压力减轻，患者会较舒服。

下肢静脉曲张或者下肢水肿的病人，入睡时不妨把腿部垫高约20度(不可过高)，让静脉血液容易流回心脏，改善循环。一般人最好选择U型的健康枕，可以让头固定在同一位置，不易落枕，颈椎、关节、韧带也呈现最放松、最符合解剖学构造的姿态，不致在起床后肩酸背痛。

睡眠呼吸暂停症候群是近年来很常见的一种疾病。根据美国的调查，睡觉时会打鼾的人约有四分之一合并有睡眠呼吸暂停症候群，这种疾病有可能造成心脏血管以及精神神经方面的后遗症，但本人不易察觉。有打鼾困扰或者睡眠呼吸问题的人，不妨试试由仰睡改为侧睡或俯睡，约有三分之一的病人可获得改善。

至于其他内科疾病，有些也可从调整睡姿着手。有些说法认为，消化系统疾病的病人也该讲究睡姿，例如胆结石者宜向右侧睡，消化不良者也宜向右睡，从人体解剖学位置而言，这些说法有其道理。

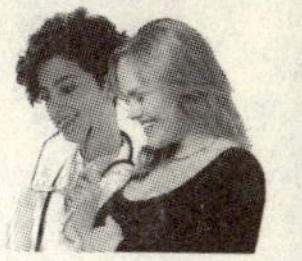

由于胆囊像一个瓶子，分为颈部、体部、及底部、若向右侧睡，颈口即朝上，胆结石比较不容易掉到胆囊管内，较不容易引发急性胆囊炎；另消化不良的人若向右侧睡，食物较容易借由重力掉到十二指肠内，可以帮助消化。

不过也有医生强调，这些方法作为参考，试做无妨，但不太可能因为调整睡姿就治愈疾病，有病的人还是要治疗。

3.一觉睡到大天亮

俗话说，“春困、秋乏、夏打吨，睡不醒的冬三月”，这句名谚虽有调侃的意味，却也所言不虚，我们生命过程的三分之一，几乎是在睡眠中度过的，由此可见睡眠在人一生中的重要性。

而营造一个良好的睡眠环境对确保睡眠质量是十分重要的。当您在劳累了一天之后，能够在一个清洁、舒适的睡眠环境中美美地睡上一觉，对解除疲劳、调节身心很有帮助。

光亮度

一般在灯暗的环境里人比较易入眠，但是极暗的空间反而不利于入睡。有些人对黑暗具有不安全感，所以在卧房内设置微光灯，则有助入眠。如果因同宿者的作息不同而无法入睡时减低光照，则应用眼罩帮助隔光。

相对于夜晚的黑暗助眠，清晨的光照则有助于醒来时清醒度的快速恢复。不过窗户为东向的卧房在夏天则需加挂遮光窗帘，以免过早的强光照射及其引致的高温，造成睡眠不适。

一般无须灯光太多，应注重气氛的融入。主光源为一般照明度，色调宜暗偏暖，使人感到平和、宁静，具有温存感，不要用光线刺眼的灯具，减少室内色彩的对比度也是很重要的。

声音

一般而言，超过70分贝的声音，就会导致人无法入睡，所以一般维持较安静的睡眠环境是安眠的必要。但是，个体对声音的

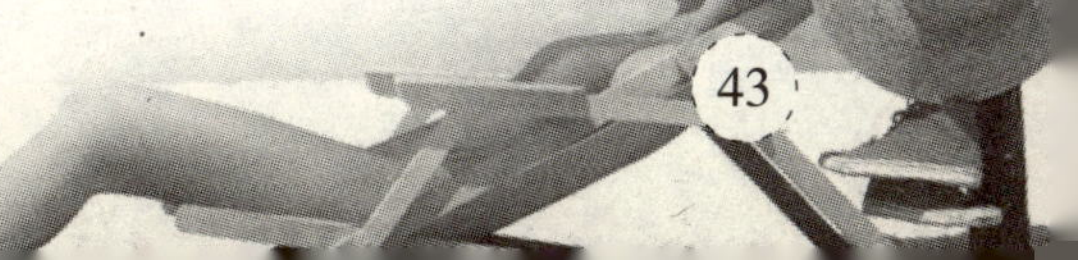

敏感度是不同的，对不同来源的声音的敏感度也是不同的，例如：久居城市中的人们对夜晚车辆来往的声音较不敏感，但旅游至乡间时，清晨鸡啼声却能吵醒他们。在非常安静甚至隐约可听到自己心跳声的环境里，一般人反而不易入睡。

原则上，睡眠环境可以允许有较规律呈现的低分贝(约50分贝左右)背景音，如：风扇声、收音机无线电台广播声等，但应尽量隔离突然高分贝噪音的干扰。如果无法有效改善噪音干扰，一副舒适的耳塞也有助于安眠。

有些人喜欢在睡前听音乐来帮助入睡，如果已成习惯且不影响睡眠的持续性则无需改变；但如果有室友同宿，则应考虑是否会干扰室友。

温度

在刚入睡时身体会主动调低体温设定值，所以需散热以降低体温。因此，入睡时调低室温有助于体温的下降，从而帮助入睡。入睡后体温虽较清醒时低，但大致会维持恒定。

但如果室外温调得过低，在睡眠时体温会急速下降，而过低的体温会促使睡者醒来，这也是许多人在后半夜或清晨易有早醒觉得冷的经验。所以，空调温度的设定最好是能主动变换：在入睡时低一点，一般来说26℃为宜，等入睡一、二小时后再回升至28℃。

湿度

尤其是在使用冷气机、暖炉时，更需注意湿度的维持，且室温需适宜，以防止过度流汗。另外，穿着吸汗性较佳的睡衣，也有助于身体周围适宜湿度的维持。适宜的相对湿度为60%-70%。

震动

平稳不动的床有助于入睡，而有时微弱、规则的震动也可以帮助睡眠，如：摇动婴儿的睡床有助于婴儿安静入眠，但突然的有感震动是会震醒睡者的。

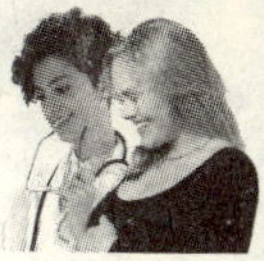

电场、磁场

强大的电场、磁场的确会影响我们的生理运作，例如：抑制褪黑激素的分泌。由于褪黑激素可以影响日夜节奏的运转，因此可能有促睡作用，故强大的电磁场可能会影响睡眠。近期研究发现，睡在比一般城市日常生活高五倍的50Hz电磁场环境里，使得一部分失眠现象显著减少。

空气

室内空气要保持清新、流畅，还要确保夜晚睡眠时空气中有足够的氧气含量。

有必要时开启空气清净机来维持室内空气的质量。

不少人士在防止产生污浊的空气时，往往会选择用芳香剂来改善卧室的空气质量，这其实是加剧了室内空气的污染，对人体会产生不良刺激。芳香剂对人的神经系统会产生危害，少数还会损害造血系统，刺激小孩的呼吸粘膜。因此最好还是以多开窗来换气。

睡眠空间

睡眠的空间宜小不宜大。在不影响使用的情况下，睡眠空间越小越使人感到亲切与安全，这是由于人们普遍存在着私密性心理的关系。

床铺的宽度，单人床以70厘米以上为好。如果宽度过窄的话，会使人的大脑在睡眠中仍存在着警戒点，唯恐翻身时跌下床来，在这种紧张的状态下人是很难入睡的。睡床以一边床头靠墙，两侧最好留出通道，这不仅有利于上下床，还会使人有宽敞之感。

关注寝具

睡衣：睡衣的样式可以依个人喜爱选择，但更重要的是舒适宽大且吸汗性好。

枕头：枕头的用途是维持舒适的睡姿。选择适宜的枕头需依自身的睡姿习惯而定。对于较常侧睡的人士，则枕头大小应能同

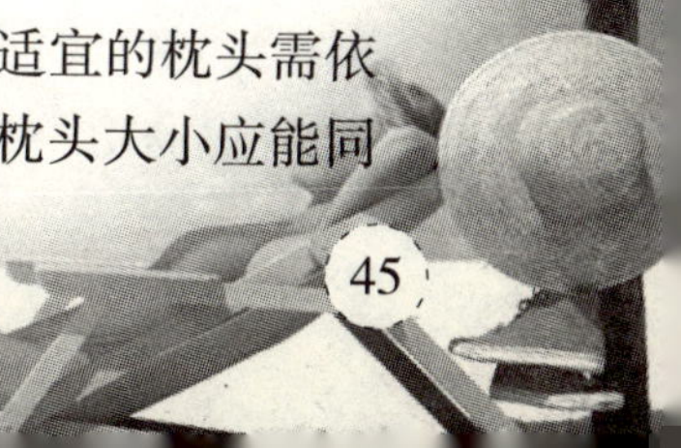

时支撑头及颈，而习惯仰睡的人，所需的枕头以支撑颈部为主；如果睡眠中时常有大幅度翻身的习惯，则需要选择稍长一些的枕头，免得一翻身即睡落枕下。

天然羽毛填充的枕头，其软硬适合程度好且耐用，只是价钱可能较合成纤维填充的枕头稍高。经过长期使用后，枕头的弹性会逐渐变差，所以要注意及时地更新掉弹性不佳的枕头。如果发觉每次醒来时，常有"落枕"不适感，也许是现用的枕头不适合所致，应考虑更换较适合的枕头。

床垫：要考虑到弹性、透气性、软硬度等指标是否适合自身。如同其它物品一样，枕头、床垫等寝具也有其使用期限。当过了使用期限后，弹性会慢慢变差，使人在第二天睡醒后易有腰酸背痛之感，此时应考虑更换床垫。至于水床、磁床、玉床等材质的床垫是否真能促眠或有益身心健康，还尚未得到确凿的证实。

床单、被褥：选择自己喜欢的床单及被褥颜色，且选择能适当保暖、透气佳、重量轻、易清洗、不易磨损等材质特性的产品。同时，被褥除了要柔软、轻松、保暖之外，还要保持干燥与清洁，要经常清洗、晾晒。

另外还需要考虑到，不同季节对于床单及被褥特性的需求也不同。比如秋冬季节，棉质、天然丝、羽毛材质的被褥颇为舒适，而在夏季，草席、竹垫，以及亚麻布质地的床单会使人有凉爽舒适之感。

卧室的清洁与摆设

保持卧室、卧具的清洁，床下不堆积杂物，以免藏污纳垢，导致蚊虫鼠蚤的繁殖与滋生，而干扰到睡眠。

需要注意的包括卧房颜色、家具摆置、清洁程度等。选择有助于情绪平静的卧房颜色、移除过多与睡眠无关甚至干扰睡眠的杂物、保持卧房清洁。卧房摆设的原则是，将卧房功能单纯化，使卧房的功能纯粹是为睡眠服务。

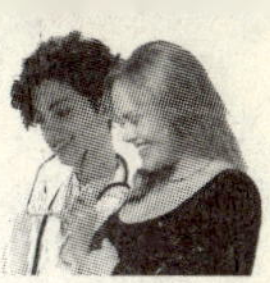

睡环境需要与睡眠产生心理上的联结，才能使睡者安眠于此环境。卧房的一切设置应只为了睡眠。如果担心短时的外出会不适应环境，可以携带上几件与平日安睡有联结的卧房用品。此外，睡眠环境必须使人有安全感，方能使睡者安心入睡。

4.高枕未必无忧

我向来都迷信这么一个千古名言：“高枕无忧”。每每遇到烦恼缠身，无法入眠的夜晚，就总喜欢把枕头垫得高高的，切盼睡神到来。其实，这句千古名言并不科学。

枕头过高问题不少

一名研究员拿着测量器在我颈部上量了量，然后递给一个只有2厘米高的扁枕头，说：“按你的颈椎的长度，就适合这么一个高度的枕头。再高的枕头只有使你更难受，睡不着……”病人接过枕头暗忖，这么一个枕头比我家里那个扁得多，拿病人开玩笑吧?

做过心电图测验后，病人发现把枕头垫得太高，显示器上画的都是跳动激烈的波浪图。研究员说，这表明我晚上都在心脏跳动激烈的情况下睡眠。在凡事都讲科学数据的日本，不得不考虑抛弃家里那个爱了几十年的“高”枕头。

由四肢爬行的动物进化后的人类，能站立成为我们最自然的形态。可是，到了晚上睡觉时，身体横卧就显得不自在。因此，枕头的作用在于辅助我们回复站立时的自然形态。如果使用不适合自己的枕头，就会使颈椎受到压力。长期下去，会影响神经和血管，也容易引起失眠，白天会觉得睡不够。

用枕头也应当“合身”

有人比喻：“当知道枕头对健康有着一定影响之后，买枕头不再是随手买一个就算数的时代了。好像衣服和鞋子，人们有必要找一个适合自己尺寸的枕头。”

值得一提的是，在量身定做枕头时，人们还可以自由选择枕

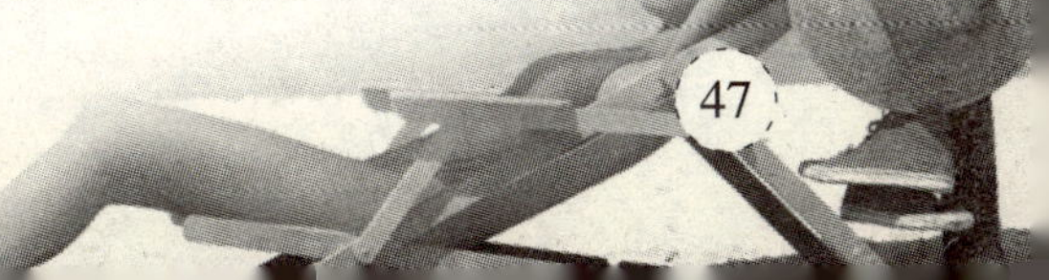

头内部的用料。研究人员说，因为日本地方潮湿，人们都喜欢选用一些通气，吸湿性高的材料。如日本面原料的面粉粒，桧木碎等都是比较常见的枕头材料。这些材料里，有一些还可以在使用过一段日子后，取出来洗净，晒干后重新装进枕头袋里使用。

芳香睡眠剂可助眠

该研究所的东洋医学和植物疗法研究员宫川明子就在她的著作里这么写："工业化的时代，早已使周围的环境污染得不成样子。睡眠生态学里离不开的是清新空气和自然的芳香。"

为此，这名女学者用不同的自然植物，先后提炼了10种芳香睡眠剂和提神剂。人们将可以依据自己的状况，如睡眠不规律、情绪低落、半夜苏醒等症状来使用这些芳香剂。

尽管研究室里的研究员都埋怨现代化和机器化使人类的生活晨昏颠倒，失去规律，可是，在为现代人开发寝具时，却又不得不迎合现代社会。常用电脑打字的我，就看上摆在研究中心陈列室里，用来放在电脑键盘下端垫手腕的垫子。

研究室按照身体的部位设计了各种各样，形状古怪的垫子，有用来垫脚、垫腰、垫背，还有为10个小脚趾头设计的小垫子。当然还有形形色色的枕头。

多给自己准备几个不同类型的枕头和垫子，现代人也就不再愁"孤枕难眠"了。

5.睡眠——最有效的健脑方法

都市中的人们由于整日繁忙的工作和紧张的情绪，直接影响到每个人的健康，因此，大家也就越来越多地重视自身的保健。整天坐在驾驶室或办公室里的您，有没有想过保健一下呢?也许您会抱怨没有时间，但总不会没有时间睡觉吧?

可不要小看睡眠，它不仅是抵御疾病的第一道防线，而且高质量的睡眠可使疲惫不堪的您在一觉醒来后，变得容光焕发、神

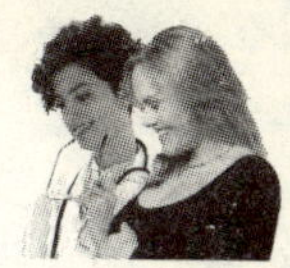

采奕奕。所以，您不妨试一下简单易行的睡眠保健法：

睡前准备

第一要：在每次就寝前，需保持心境平和、精神松弛。俗话说："先睡心，后睡眼。"只有做到情绪稳定才能安然入睡。

晚饭不要过晚，也不应吃得过饱。应该吃些容易消化的清淡食物。注意多食蔬菜和一定比例的杂粮，保持大便通畅。调料不宜用得过重。

第二要：在上床前1小时，尽量避免一切能促使大脑兴奋的活动，如：看激烈的竞赛及惊险的、使人久久不能忘怀的电影或戏剧、电视、书刊等，更要避免争吵或恼怒，性格易于兴奋的人，睡前不宜进行激动人心的讲话。

第三要：晚上不宜吸烟、不宜饮用浓茶或咖啡等刺激性饮料，也不要喝过多的饮料或流汗。烟、茶和咖啡等会刺激大脑，使大脑不易进入抑制状态。而饮服过多流汁会导致小便次数增加，不利于再次入睡。

第四要：睡前不要进行紧张的脑力劳动，避免剧烈的运动或体力劳动。取而代之的是应该进行一些轻微的活动，如：散步、慢跑、打拳、做气功、以及一些细微的家务活等，都会有助于入眠；

第五要：如果有条件的话，最好睡前能洗个温水浴，或用热水泡泡脚(15—20分钟，可使脚部血管扩张，促进血液循环)，还可以喝点牛奶或少量葡萄酒，也都可以促进入眠。此外，要注意睡眠环境舒适、卧室整洁、空气流通等也很重要。

6.助眠按摩

除了以上介绍的睡前准备活动以外，还有一组"助眠按摩"，不仅对您的入睡有好处，同时也会对您的全身起到保健作用：

甲端摩手：即两手食指、中指、无名指弯曲成45度，用指甲端往返按摩头皮1—2分钟，可加强头部的供血、增强血液循环、加速入睡。

双掌搓耳：即两掌拇指侧紧贴前耳下端，自下而上，由前向后，用力搓摩双耳1—2分钟，可疏通经脉，清热安神，防止听力退化。

双掌搓面：即两手掌面紧贴面部，用力缓缓搓面部所有部位，每次1—2分钟，可疏通头面经脉，促睡防皱。

搓摩颈肩：即两手掌用力交替搓摩颈肩肌肉群，重点在颈后脊两侧1—2分钟，可缓解疲劳，预防颈肩病变。

推摩胸背：即两手掌面拇指侧，自上而下用力推摩后背和前胸，重点在前胸和后腰部，共约2—3分钟，可强心、健腰、疏通脏腑经脉。

掌推双腿：即两手相对，紧贴下肢上端，以每秒钟1次的频率，由上而下顺推下肢1分钟，再以此方法顺推另一下肢1分钟，此法可解除下肢疲劳，疏通足部经脉。

交换搓脚：即右脚掌心搓摩左脚背所有部位，再用左脚心搓摩右脚背所有部位。然后用右脚跟搓摩左脚心，再用左脚跟搓摩右脚心，共约2—3分钟。此法可消除双足疲劳、贯通气血经脉。

叠掌摩腹：仰卧，两掌重叠紧贴腹部以每秒1—2次的速度，持续环摩腹部所有部位，两掌要紧贴皮肤操作，渗透力越强效果越好，重点是脐部及周围，共约2—3分钟。此法可强健脾胃，促进消化吸收。

在做上述动作时需闭目静脑，心绪宁静，舌尖轻顶上颚，肢体充分放松。这组助眠保健法，耗时仅12—18分钟，年老体弱者可做12分钟，年轻体壮者连续做18分钟，可谓省时省力、简便易学，如果能够长期坚持做下去，不但可以改善睡眠质量，还有助于促进新陈代谢，对防病益寿有着积极的作用。

睡眠对皮肤的美容作用，许多人都有所了解。但是，如何能很好地利用睡眠帮助美容?怎样才能更好的达到最好的美容效果?

一天当中皮肤美容的时间是晚上，特别是晚上10点至凌晨2

点这段时间最旺盛。如果这段时间有较好的睡眠，就能保证身体各个部分的血液回到皮肤层，给皮肤带来足够的营养，加快皮肤的新陈代谢，延缓皮肤的衰老，所以保持10点至凌晨2点的睡眠对皮肤的美容十分重要。

然而，现代都市在入夜之后，有许多人应该睡觉却睡不着，辗转反侧，久久不能入眠，往往要拖到凌晨一、二点，错过这段皮肤美容的黄金时间。

难入睡是失眠者常见的临床表现，没有失眠的人，不了解失眠者的痛苦，在漫漫长夜里，失眠的人多么企求一个香醇、高枕无忧、心神宁静的夜晚。

科学发现，各种失眠均是由于体内一种叫MT的睡眠物质减少造成的。MT是人体内重要的睡眠物质，它负责开启人体“睡眠闸门”，帮助人体产生睡意，加快入睡。若体内MT分泌不足，就会出现难入睡，睡眠质量下降等现象。所以，有针对性地补充MT可缓解各种原因导致的失眠，从根本上解决失眠问题。

7.生物钟的奥秘

夜晚，很多动物都要睡眠，活动随之减少。山之内制药公司的研究小组通过解析脑和肝脏的基因，弄清了进入夜晚以后生物钟发挥作用的机理。这将对治疗因体内生物钟紊乱而出现的失眠症等发挥作用。山之内制药公司人士指出：“我们准备利用研究成果开发控制生物钟的药品。”

这个研究小组将两组老鼠分别放在明暗像白天和夜间那样交替的环境和终日黑暗的环境中，然后调查在位于脑和肝的庞大的基因中，到底什么样的基因决定了24小时的生活节奏。最终发现，在老鼠的脑和肝脏中，分别有101个和395个基因根据早晨和夜晚的时间带发挥作用。其中，与人类共同的基因在脑中有45个，在肝脏中有189个。此外，研究人员还在世界上首次找到了进入夜晚后开始发挥作用的几个基因，并且发现，每个基因都是与由11个碱基组成的特定遗传因子发生反应后启动生物钟开关的。

中国中医研究院时相药法组依据生物节律理论研究的修养胶囊使您轻松入睡，好处多多。

8.说说催眠术

在心理学和精神病学领域，催眠术越来越被看成是医治肠胃系统、呼吸系统、皮肤、精神、心血管、性和外科等方面生理紊乱的好办法。

不论是在治疗心理或精神方面的紊乱、抑郁症、进行体育训练和其他活动，精神放松是重要的。

大量证据表明，催眠术具有很好的疗效及悠久的历史。那么人们会问，为什么在一些科学部门和公众中，很少应用并且不愿接受它。

既然有那么多好处，为什么催眠术继续受到排斥和受到医学界或心理学界的嘲笑?为什么它继续被神秘感和混乱认识所笼罩?

原因可能是任何一个学校都没有这门课程，甚至在学习中总是以猎奇和肤浅的方式提到它。

但是，古巴一名专门从事催眠术研究的人、心理学家胡利奥·桑塔纳认为，混乱是由于民众不了解它，临床应用催眠术具有很大的潜力。

他说，实际上很多人不了解情况，或抱有一种可笑的看法。"多数人都有一种死板的观点，认为它是一种进行精神控制的强有力的方法，其效果可疑。"这些延续了很多年的偏见、迷信和神话限制了在适当条件下、由专业人员实施催眠术提供的治疗机会。

辨别和纠正错误的观念可以减轻恐惧或犹豫不决，促进对催眠术抱有现实主义的期待。有些极端的人，希望催眠术成为能够立即治愈复杂病症的"魔杖"，这很可能减弱这种疗法的效果。

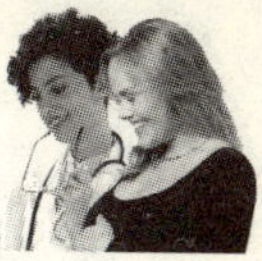

并不一定会存在这些障碍，只要提供正确的信息和确保患者了解情况，就可以消除障碍。

令人吃惊的是，深深扎根于民众之中的大部分神话，在精神卫生专家中也存在。

这位古巴心理学家认为，从实践中看出，当确定一个人“对催眠术有抵制”时，不仅要考虑其年龄、性别，还必须考虑信息不足、与医生缺乏沟通、采用的方法等情况。

在谈到催眠术是否有危险时，胡利奥·桑塔纳肯定地说，催眠术本身不会对人造成伤害，但是一个不合格的或没有道德观念的从业人员，由于完全不了解人的思想的复杂性或不尊重人的完整性，就可能造成伤害。问题的真正根源在于何人、何时和为何采用催眠术。

催眠术本身表面看非常神秘、模糊和难以琢磨，很容易被认为患者为解决自己情感方面的问题和困难，对催眠术产生巨大的依赖。但实际上随着催眠术成为一种自我认识和自我开发的特殊工具，应该会出现相反的情况。

(四)到底为什么睡眠不好

1.四成国人睡眠不足

大约四成中国人饱受失眠的困扰，却只有四分之一的人选择去医院就诊。从今年3月21日“世界睡眠日”开始的全球睡眠调查共进行了6个月，中国是此次睡眠调查的重点国家，被调查人数1万余人。

被调查者中，因易醒、醒得过早、睡眠时间不足、睡眠质量不好等而存在失眠问题的达42.5%，由此而带来的影响是一半以上的人会在白天精神不振、打瞌睡，27.7%的人情绪不佳，38.9%的人白天活动受限。但是，如此严重的睡眠障碍并没有得到人们应有的重视。调查显示，在所有失眠患者中，大约半数人对此只是听之任之，选择药物治疗的只有36.4%，其中一半病人是自行服药，而且因为害怕出现药物依赖反应，大部分人对于选择药物治疗依然心存疑虑。

2.为什么老睡不着？

神经科神经与睡眠专家说，最近几年来，患睡眠障碍的病人在门诊中呈快速增长趋势，其中不少是中青年人。其实，中青年人的睡眠障碍主要是由于生活节奏太快、生活压力加大以及夜生活、饮酒等不良生活习惯引起的，这些人在平时还会表现出紧张焦虑，甚至偏执的倾向。据了解，能够到门诊治疗的都是一些深受睡眠障碍困扰的病人，更多轻度或中度睡眠障碍者根本没有认识到睡眠问题的重要性。

对于不同年龄层的患者来说，引起失眠的原因不同，但大致分成以下几类：

由生理疾病引起：如果病人有心脏病、肝炎、肾病、哮喘、溃疡病、关节炎、骨关节病等身体上的疾病，那么心慌、气短、咳嗽、尿频、腹痛、胸痛、胃痛、关节痛等都会引起失眠。

由心理疾病引起：如抑郁症、焦虑症，或者是一段时间情绪紧张，焦虑、烦躁、不安或是情绪低落、不愉快。

由生活习惯引起：现在大部分青少年不讲究睡眠卫生，睡觉时间不规律，熬夜玩电脑、泡酒吧，晚上精神，白天昏睡。

生理状况变化：如出差坐火车、汽车、轮船、尤其是出国乘长途飞机，工作中的“三班倒”，学习时的“开夜车”，扰乱了正常睡眠和觉醒的节奏。

药物因素：许多中枢神经兴奋药均会导致失眠，最常见的如咖啡因、去甲麻黄素、利他林等有引起失眠的作用，“摇头丸”导致失眠作用更强。

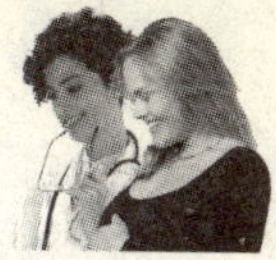

3.睡不着——免疫力下降

美国营养与老人问题专家渥华德·佛伦茨博士介绍说："如果一天睡眠不足，76%的人第二天免疫力大幅下降，而经常失眠的衰老速度是正常人的2.5—3倍，充足的睡眠比饮食和水对人的生存更重要。"

女性睡不好，容颜易早老：女性失眠容易导致体内激素失衡，产生对健康有害的化学物质，使皮肤无光泽、黯淡、衰老加速。采用滋补或保养的方式不如补充睡眠，充足睡眠能带来心旷神怡，花容长驻。

老年睡不好，疾病少不了："十付药不如一场觉"，人们的睡眠质量到了中年后都会逐渐恶化，睡眠不良会引起中老年人导致肥胖症、糖尿病和肿瘤的因子增多，并促使潜在慢性疾病的发作。好好睡觉，有益健康，并且通过睡眠还能使一些感冒以及某些慢性病康复，无药自愈。

白领睡不好，效率难提高：白领一族失眠导致在工作中困乏、健忘，工作效率低下。睡眠好可使大脑得到充分休息，第二天可以效率大增，精力旺盛，让老板无可挑剔。

现在越来越多的京城朋友选择安全、无副作用的灵芝来改善睡眠。《神农本草经》记载灵芝"性平、无毒、安神"。研究发现灵芝所含的灵芝酸、灵芝腺嘌呤能调节植物神经的功能，镇静安神；灵芝多糖、有机锗促进免疫T细胞的合成，增加胞壁酸的分秘，促进睡眠；灵芝腺嘌呤缩短入睡时间，加深睡眠深度。

4.失眠六问，常中之识：

(1) 问：为什么会失眠？

答：相信大部分人无法入睡的主因是思虑过多，躺在床上老是辗转反侧，想着日间的烦恼事。这是失眠的其中一类，属于短暂性失眠。通常是当事人情绪过于兴奋而致，一般可视为正常，并非有什么问题。

但说到另一类持续性失眠，则可能要接受诊治。这一类又可以细分为两类，一为客观没有失眠，但主观上是失眠。通常是当事人自觉需要睡足某一个时间，但时常感到未达到这个指标而认定自己是失眠，然而没有影响其日间的活动，这类问题亦不大。

其次，则是主观、客观都出现失眠，这方面可以涉及精神科毛病，如普通的精神压力，严重的精神病，或者睡眠失调问题，这类病人便需要诊治，处理导致失眠的源头。

(2) 问：失眠算不算病？

答：严格来说，失眠本身不是病，但却是其他疾病的一种症状。

正如上述提到，不同程度的精神病可以导致失眠。属于轻度精神病的，譬如紧张，焦虑，患者一般在日间生活非常紧张，这种情绪带至夜间；亦有些轻微抑郁症患者难以入眠，他们经常处于担心状态，这种情绪可以直接影响到脑部休息。

至于严重精神病则包括抑郁症、狂躁症等。

应当指出，对于因失眠求诊者，治疗上必须对症下“药”，但并非指马上开给安眠药，而是先寻找导致失眠的原因，如因精神分裂症、抑郁症而致，可按情况给予抗抑郁药。

(3) 问：何谓睡眠失调？

答：睡眠失调也可以影响人入睡。患者虽然能够入睡，但睡得不安宁，这方面的症状有以下几种：

其一为梦游症，病人会在沉睡后起来，进行一些复杂的动作而不自知。家人不要惊醒梦游者，只要把他带回床便可。

另一个则为睡眠窒息症，患者在睡眠时会间歇性地呼吸停顿，因缺氧而醒。因为睡得不深，他们往往在翌日感到很疲倦。

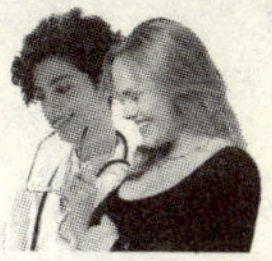

还有一种名为“双脚不停蠕动”症状，患者在睡眠过程中不停蠕动双脚，醒后便感到睡得不好，这种患者是处于睡眠状态，所以不算是失眠，只是没有获得全面的休息。

(4) 问：睡多久才算足够？

答：很多人都抱怨睡得不够。其实很多时候是直觉使然，大部分人的睡眠时间都比他们想像中的多。不过，要睡多久才足够是没有定论，因人而异。

(5) 问：吃安眠药，有效吗？

答：无法入睡确令人烦恼。偶然失眠不要视作很严重的事情，更不应吃安眠药，这类药物虽然令人容易入睡，但睡眠质量亦不佳。

事实上，不少人服用安眠药入睡后，都出现疲劳及不安，而且常有失效情况。服用者往往会加大剂量，导致成瘾。同样，酒精虽可以帮助入睡，但它会令人半睡半醒，醒后更加疲倦，而且它和镇静剂具有相似作用，故也应避免使用。

(6) 问：怎样才能睡得好一点？

答：要安睡，个人要保持良好的睡眠习惯，不要在入睡前反复想着烦恼事情，入睡前尽量放松自己，并且培养睡意。这亦是所谓的“睡眠卫生”，是培养良好作息习惯的守则，但当中有些要点可能是我们忽略的。

首先睡前不应太饿或吃得太饱，另外18摄氏度的室温是最好的。每晚要有睡意才上床，但应保持定时上床及定时起床习惯，即使前一夜睡得不好，也不要推迟起床时间。假如上床后20分钟仍未能入睡，应该起床，等待有睡意再上床。

在上床前除了要挥去杂念，不要老记着日间的事。另外，亦可进行一些松弛练习，把身体各部分肌肉放松，并且做有节奏而缓慢的呼吸，这样也可助你安然入睡。

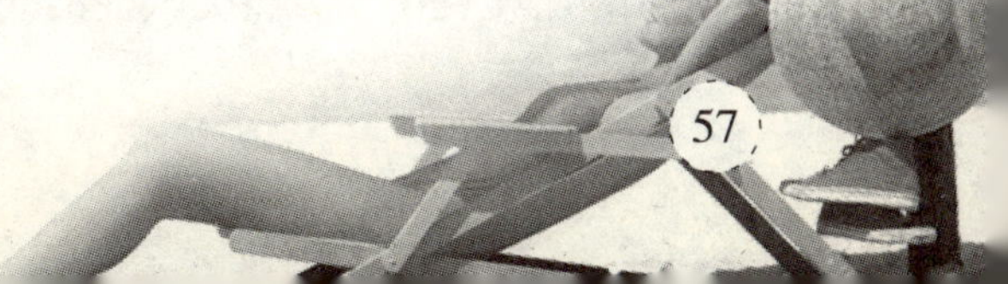

5.精力来自充足睡眠

一个人只有睡眠充足，白天才能精力充沛，长此下去身体才会健康。正如德国马尔堡大学研究睡眠问题的托马斯·彭策尔所说的那样，长期睡眠不好会给健康带来不良后果，包括“睡眠障碍可以导致心脏病、高血压、削弱免疫系统并影响激素的分泌”。

虽然睡眠是一个老生常谈的话题，但是，甚至就连医生们也常常忽视，失眠和疲劳掩盖着各种健康障碍和疾患。治疗失眠的先进医学方法得出了88种不同的诊断结果，也就是说，对付每种睡眠障碍需要不同的治疗方法。

几年前，医生们毫不犹豫地开出安眠药以治疗失眠。现在通常使用的那些镇静药，被认为是容易产生依赖性的药物。人们也知道，随着时间的推移，药效降低。停止用药后，睡眠问题更加危险。尽管晚上喝红葡萄酒有助于入睡快，但是，到了后半夜睡眠就变浅了，而且睡得不安稳，多数情况下狂饮之后是早醒。

所有安眠药的危险，在于它们往往掩盖了其他的更加危险的健康障碍。在长期失眠的后面，可能隐藏着严重的机体和心理疾病。例如，折磨人的入睡和睡眠障碍往往由于心情抑郁所致。

多数情况下，体内的危象引导睡眠障碍，然后是错误的睡眠方式导致入睡。失眠者总希望以强制性手段入睡，结果往往是适得其反。治疗失眠的良方是，通过听音乐、看书或者散步达到放松的目的。

根据治疗失眠的专家们的经验，采取一般的措施就可以对付睡眠障碍并重新入睡。例如，有睡眠障碍的人就是在星期天也要按时起床。严重时，医生甚至采取故意让失眠者少睡觉的治疗方法，“如果只让一名患失眠症的病人一个星期每天睡3个小时的

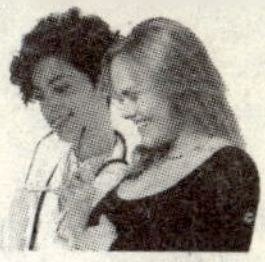

觉，那么之后他就知道了，怎样才算是真正的疲劳”。

精力来自夜间睡眠充足。事实表明，如果一个人希望有健康的身体，那么他就应该有充足的睡眠并遵守正常的生活节奏。每个人通常到底应睡多长时间合适，专家们是有争议的。但是，在以下问题上专家们的意见却是一致的，即人们对前4—5个小时的深睡是不能放弃的。德国雷根斯堡研究睡眠问题的专家、时间生物学家于尔根·楚莱说：“一般情况下人们至少要睡3个多小时是有道理的，也许睡眠具有还不为科学家们所认知的恢复体力的作用”。这些作用是：

*人体在深睡阶段释放生长激素，睡眠不好的孩子生长慢。

*在身体疲劳过度、饥饿或者代谢加快是入梦期睡眠或者眼速动期睡眠部分减少。有一种说法是，所谓的非眼速动期睡眠有助于恢复体力。

田纳西大学的卡罗尔·埃弗森指出，如果不让老鼠睡觉，那么老鼠身上就出现了致命的细菌，因为老鼠的抵抗遭破坏。睡眠对免疫系统能起到保护作用吗?

如果人们长达几周时间不让老鼠睡觉，显然这些老鼠就会死去。现在研究人员也在通过对人体进行试验寻找答案。经过初步试验，以下这种警报可以解除了：谁如果仅仅是偶尔睡眠不好，那么他就不必产生马上就会影响健康的顾虑。

失眠使人衰老

经过一个不眠之夜后，有些人会觉得自己衰老而虚弱，这种感觉可能是对的：新的研究表明，长期失眠损伤身体并的确使人衰老。

由芝加哥大学两位博士卡琳·施皮格尔和伊夫·范·考特尔领导的这项研究暂时把11位健康的青年男子变成了神情呆滞的木头人。

前3天，这些志愿者每晚睡8小时，接下来的6天每晚只睡3小时，最后的7天每晚睡12小时。

这份发表在《柳叶刀》杂志上的报告说，研究人员在志愿者清醒的时候检测了他们体内的代谢速度、激素水平和葡萄糖耐量。他们发现，长期睡眠不足会导致皮质醇增加。皮质醇是一种激素，其功能是帮助调整血液中糖的含量、肌肉和骨骼中蛋白质的生产及体内脂肪的分配。

研究人员写道：这意味着睡眠太少会引起新陈代谢和激素系统的变化，这一过程“与老化的某些特征非常相似”。他们补充说：“长期失眠可能会加剧糖尿病和高血压等老年人易患的疾病。

(五)检验睡眠障碍的方法

如今，睡眠障碍患者越来越多。他们的主要问题是呼吸暂停，即在睡觉时停止呼吸。

这种情况最多可在一夜发生300次，其后果之一是白天极为困倦。这会导致失掉工作甚至引起交通事故。多数睡眠障碍患者只有在经受了称为多导睡眠描记法的复杂过程后才能得到确诊。这种方法要求患者在前一天晚上住进医院。

研究人员用一系列仪器对他们的腿部和眼睛的运动、心电图、脑电波、胸部的运动、血液中氧的含量、打鼾及口和鼻的气息等各种情况进行检测。

沃里克大学研究人员的新方法是，把分析心率不规则的数学工具与睡眠性呼吸暂停对心率的多种不同影响结合了起来。他们运用不等距傅里叶变换和离散谐波变换这两种数学概念对20位睡眠性呼吸暂停患者和20位正常人的心电图进行了试验。他们发现，利用这些工具，他们确实能够仅仅通过心电图来诊断睡眠障碍。

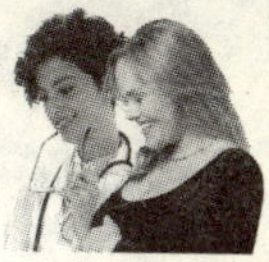

这种新技术的优点包括以下三方面：仅用20分钟就可以得出心电图资料的分析结果；患者可以把便携式心电图监测器带回家，无需住院；这项技术将使对睡眠问题并不太专业的医生通过思者的心电图对睡眠障碍作出诊断。

(六)防治结合，复归梦乡

1.科学使用安眠药

在安眠镇静药物的应用上，不少患者往往有两种错误认识：害怕这种药物会成瘾和可能产生的副作用而不敢服用；未能针对临床表现特征而随意服用。

所谓安眠镇静药的成瘾问题，就是医学上所称的药物依赖性，是指反复服用者的中枢神经系统已发生了某些生理、生化变化，以致需要药物持续地存在于体内，否则会产生全身不适感(戒断综合症)，并在精神上产生对药物的渴求，以致不择手段地获取药物。

早在70多年前就作为处方药而得到广泛应用的巴比妥类安眠镇静药，如戊巴比妥和速可眠，因其较强的依赖性，现已被列入国际精神药物公约管制。近年来，在失眠症的药物治疗中，已经由弱安定类取代巴比妥类，这是因为弱安定类毒性很小，安全范围大，很少危及生命，疗效明确，副作用与依赖性轻，不易成瘾。

弱安定类的衍生物有20多种，那么，如何正确选择呢?

入睡困难为主者应选用短效而起效迅速的安眠药，易早醒或中途觉醒者则应选用中效的安眠药，如酸枣仁汤，北京中研中医脑病研究院的安眠合剂，而白天伴焦虑者可选用长效安眠镇静药。服用量应严格遵守医嘱。

尽管弱安定类毒副作用小、依赖性轻，但当日服量超过治疗用量5倍以上，经过数月至数年亦可形成依赖性。对于需要长期服用短效安眠药的患者，最好经常改换药品的品种，以避免产生耐药性。

如果连续服药超过6个月后需要停药时，为避免可能产生断药反应，应该以长效药物替代后再停药。

2.轻松入睡有窍门

简单的做法往往可以改善睡眠。您如果4个多星期以来经常是每周至少有3天睡不好，那么您就应该请教医生了。

下面介绍几个可以使您尽快入睡的办法：

*安眠药　即使应该服用安眠药，也只能是暂时吃吃而已。

*想睡则睡　只有当您真正困了的时候再上床睡觉，不要等到规定的时间才上床。

*每天早晨按时起床　就是在周末和休假时也要如此。

*只有在睡觉时才上床　不要在床上看书、看电视或者吃东西。能起到催眠作用的房事是允许的。

*半夜里醒了怎么办　如果您半夜醒了，那么您就起来，等到困了的时候再上床继续睡觉。

*午饭后不喝有兴奋作用的饮料午饭后不喝咖啡、浓茶或者可口可乐饮料。

*酒不是安眠药　尽管喝酒能使人迅速入睡，但是，酒影响深睡和眼速动期睡眠。喝酒的人第二天醒得更早。

*晚饭不要吃得太多　晚饭吃得太多使胃、肠处于运动状态，人就睡得不安稳。

*体育活动有助于睡眠　体育活动有助于睡眠，但是不要在晚上进行体育活动。体育活动后人的体温上升，影响入睡。

*临睡前逐渐减少活动量　临睡前无论是脑力还是体力活动，都要逐渐减少。

*卧室温度　卧室温度应该偏凉，保持黑暗、安静。

*不理会闹钟　对闹钟持不理会态度，睡不着时老是看闹钟，

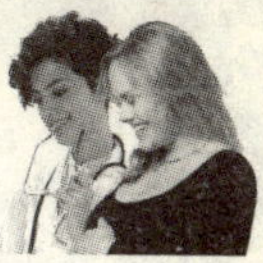

只会增加思想压力。

*不在床上冥思苦想　不要在床上对白天发生的事情冥思苦想，对这些问题在上床之前就应该考虑好。

3.睡眠艺术

上班族生活紧张，在工作时精神固然不可松懈，就连上下班时追车的紧张情况也会带来不少无形的压力，剩下来的时间便是吃饭、看电视和休息。在这个繁忙的都市中，失眠是很常见的。数绵羊”的滋味，谁都知道难受。故此如何能够一觉睡到天明是许多专家所致力研究的问题。其实，睡眠是一种艺术，冀望今夜可以睡得香甜的读者朋友不妨留意：

(1)睡房要恬静，空气流通，并将房间保持一个稳定而舒适温度，不宜过冷或过热。房内的光线要柔和。睡房的颜色选择亦很重要，浅粉红、奶黄色等都会令你有一种洁净及温馨的感觉。

(2)睡床和床上用品的选择亦不容忽视。太软或太硬的床褥会严重影响你的健康，例如导致颈痛、腰酸背痛等等。床垫并非愈贵愈好，重要的是有适当的硬度。一般硬板床加上两寸左右的软垫就很适当。其他如床单、枕袋、被袋、睡衣等宜选用较柔软舒适的料子。

(3)在寒冷的晚上，应保持头、足的温暖，如有需要可戴上棉质睡帽。

(4)晚餐应早用，宵夜则宜适中。吃得过饱会令你胃部不适及难以入睡。刺激饮品如咖啡、浓茶等，晚间都不宜饮用。睡前一杯热牛奶，不失为营养健康的饮料。

(5)休息前可以轻轻按摩头及脚部，然后可进行暖水浴，不但能促进血液循环，又可松弛神经。

(6)晚间的活动应该是轻松的。不妨散散步、阅读或听音乐。

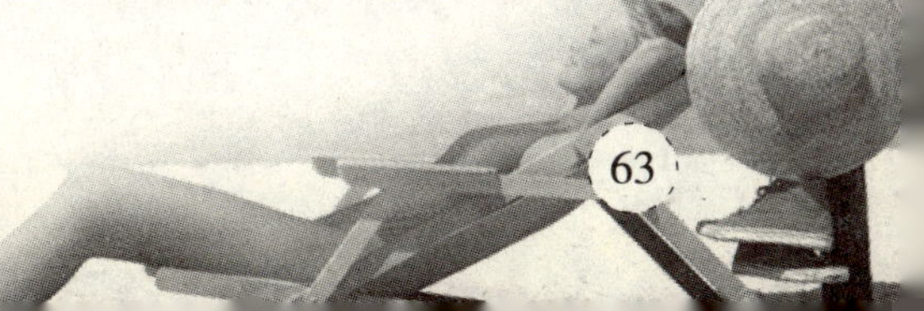

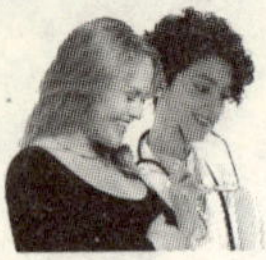

旋律优美的音乐以适度的音量播出时，可以使聆听者达到一个极松弛的境界。躺在床上，全身放松，听着优美的轻音乐，不但可使你身心舒畅，更可助你堕入梦乡。

(7)在人生不同的阶段，往往会遇到一些特别的困难或烦恼。尽管是一些鸡毛蒜皮般的琐事，亦可能会使你晚上不能成寐。如家庭中出现问题，我们应该与家庭成员坦诚沟通。除了可以了解他们的需要，从而增进大家感情外，还可以和家人一起面对困难，共谋对策。所以切勿辗转反侧，不能入睡。

附：阿森斯失眠量表

总分小于4分：无睡眠障碍。总分为4–6分：可疑失眠。总分在6分以上：失眠。

自测题目	选择一（0分）	选择二（1分）	选择三（2分）	选择四（3分）
入睡时间	没问题	轻微延迟	显著延迟	延迟严重或没有睡觉
夜间苏醒	没问题	轻微影响	显著影响	严重影响或没有睡觉
比期望的时间早醒	没问题	轻微提早	显著提早	严重提早或没有睡觉
总睡眠时间	足够	轻微不足	显著不足	严重不足或没有睡觉
总睡眠质量	满意	轻微不满	显著不满	严重不满或没有睡觉
白天情绪	正常	轻微低落	显著低落	严重低落
白天身本功能	正常	轻微影响	显著影响	严重影响
白天思睡	无思睡	轻微思睡	显著思睡	严重思睡

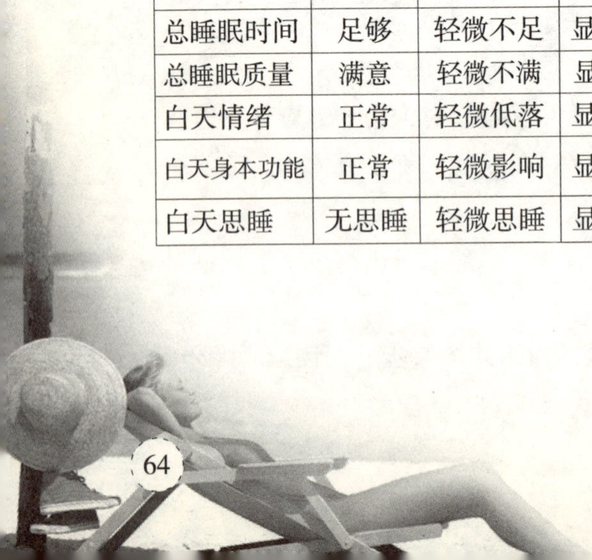

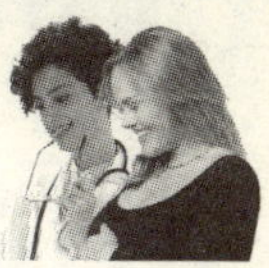

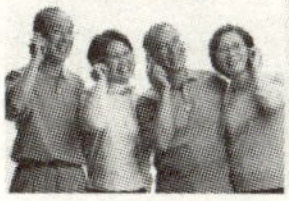

第五章　思维中的情感障碍

“凡事均从积极意义上进行理解的思维方式，称之为利导思维。与之相反的方式称之为弊导思维”

——A·H马兹罗博士

实际上思维中的情感障碍就是弊导思维。“人类的肉体在大自然中不过是一支芦苇，十分孱弱，但这是有思维能力之苇”，没有思维就等于没有灵魂。

(一)情感障碍表现

恐惧症

人类很早就意识到恐惧症的存在。大名鼎鼎的希波克拉底曾给一名病人下过诊断：“他对演奏长笛的女子感到莫明的恐惧。只要听到其吹出的第一个音符，就会吓得打哆嗦。”按照现代医学术语，此人所患的是非理性恐惧症。这种症状皆是无缘无故出现的，病人会感到有一股恐惧袭来，驱使他们做出有悖常理的行为。但与此同时，他们内心深处非常清楚，周围环境丝毫不会对自己造成什么伤害，但就是无力抗拒一时冲动。医生称之为张皇失措。

对人类大脑能无限创造、并带来无限恐惧的每一种恐惧症，人们都发明了一个词来描述，即恐云症、恐舞症、恐坐症和弯腰恐惧症、害怕颜色的恐黄症、恐白症和恐红症。此外，还有恐鸡症和恐蜜蜂症。

人类发现的恐惧症种类名目繁多。到目前为止，人们已经知道了500多种怪异的恐惧症。

对大多数人来说，治疗恐惧症一直是一种临时应付的过程：患恐飞症的人在登机前喝一杯鸡尾酒；患幽闭恐怖症的人爬楼

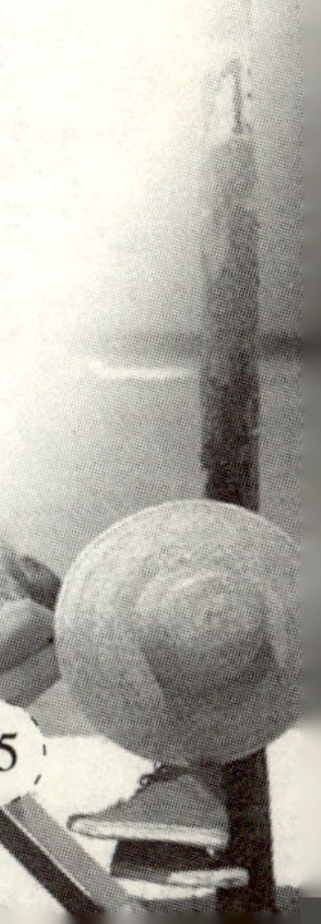

梯，而不乘电梯。然而在通常情况下，这种自我发明的治疗办法最多只是权宜之计。幸运的是，我们即将发明一些安全的持久的恐惧症治疗法。在科技日益能征服越来越多的心理失调症的时代中，恐惧症是能最快治愈的病症之一。

现在，大多数心理学家都把恐惧症分为三大类：社会恐惧症，患者在进行社交或专业交往的时候会经历一种令其全身瘫痪的恐惧感；恐慌症，患者会定期被一种毫无理由的恐惧感所包围；特定恐惧症，害怕蛇，害怕四面包围的空间，害怕登高等。

如果你生活在一种笼统的危险感中，找到一个能倾注你所有未成形的恐惧感的单个物体。譬如说，蛇、蜘蛛或老鼠等，会带来极大的治疗效果。一种特定的恐惧症会成为人们恐惧心理的防火墙，它是一种得到有效控制的火焰，并能防止火焰到处蔓延。

精神疾病

全球精神病患者逾四亿，这是4月7日国际卫生日公布这些数字的，2002年国际卫生目的主题是精神病。

(1)精神分裂症　据世界卫生组织公布的材料，世界上有千分之七的人患有这种疾病，年龄在15岁至35岁之间的青年人特别容易患上此病。全世界4500万精神分裂病患者中，有90%的人集中在发展中国家。

其中有一半以上的患者得不到应有的治疗。

现在，每60个中国家庭，就有1位精神分裂症病人。在各种导致意外死亡的原因中，列前三位的是自杀、车祸、溺水。

1982年以前，导致大学生休学、退学的主要原因是传染病，而在1982年以后，主要诱因已经变成由心理问题导致的身体疾病，大学生已成为心理障碍的高发人群。

不久前，北大校园里十几位心理学系的老师做现场心理咨询，在每位老师的前面都排着一列长队。到北大医院心理咨询中心预约的患者已经排到两个月以后。

一向保密的中国自杀率先后由国家统计局在《中国社会统计

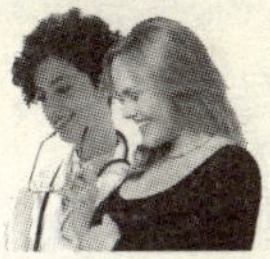

资料》和世界卫生组织卫生统计年报上公开发表。

今年，每5名美国人中就有一名患上了精神病。有人说，精神病人已经成为“奥斯卡新宠”。

在总统竞选失败以后，老布什曾经得了两个月的抑郁症。在与被莱温斯基绯闻纠缠的日子里，克林顿靠服用“百优解”度过精神的危机。不管你是平头百姓，还是什么成功人士，世界上没有一个人对抑郁症有免疫力。

李宁忠，北大国际金融专业的研究生，一年前，他勇敢地站了出来，向大家承认自己曾经罹患严重的抑郁症，还差点儿自杀。回首以往，他深有感触：“完美主义是一柄双刃剑，它让我勇往直前，也让我抑郁。”

(二)自我认识抑郁症

据美国精神健康协会估计，专业治疗对所有抑郁症患者80%至90%有效。

1.抑郁症自测法

如果您有以下5种或5种以上的症状超过两周，请您去看医生或其他精神健康专家。

·持久稳固的忧愁或情绪“空虚”。

·睡得太少或太多。

·体重或食欲发生变化。

·丧失参加活动的热情或兴趣。

·感到不安宁或易怒。

·对治疗没有反应的持久稳固的身体症状。

·思想不集中，记忆或做决定困难。

·疲劳或乏力。

·感到心虚、失望或活着没有价值。

·想自杀或死亡。

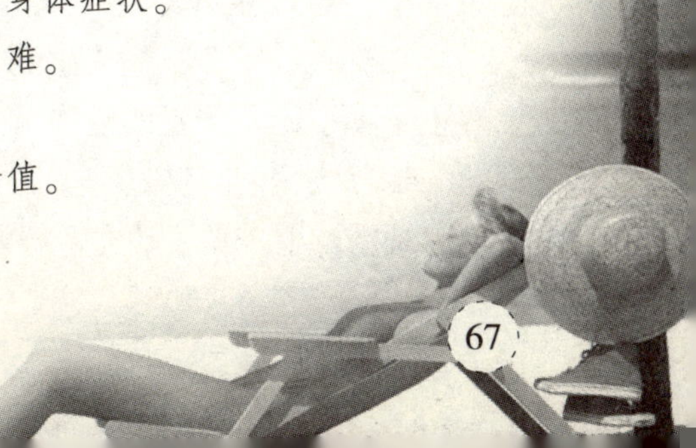

·职业压力不可小视。

·焦虑症。

·悄然而至的精神病。

2.不可忽视的抑郁症

抑郁症据世界卫生组织的报告，全世界目前有3%至5%的发病率，即大约2到3亿的人口患这种病。由于其自杀的病例发生率非常高，因此万万不可轻视。也有这样的误区：这些人有思想问题，极容易耽误治疗。

需要提醒人们：(1)抑郁症是一种常见病可以发生在任何人身上，包括各种慢性躯体疾病患者；(2)一旦出现情绪低落，脑力迟钝等表现，应及早到精神卫生专科医院就诊；(3)要充分注意和记住。抑郁症是导致自杀的一种严重疾病，必要时应住院治疗。

抑郁症的突出特征是心情低落。健康人有时也会情绪不好，那么，什么样的心情低落才能算为抑郁症呢?抑郁症必须符合两条标准：一是严重妨碍病人的心理功能(如注意力、记忆力、思考能力等)或社会功能(如上学、上班、家务、社交等)的程度。二是从病程观察，上述情况每天出现，并且持续至少2周。

抑郁心情有以下主要表现，可以围绕每一项自检：

兴趣减退甚至丧失：对日常工作、生活享受和天伦之乐等都一概提不起兴趣，体会不到快乐。

无望感：病人感到个人的一切都很糟糕，前途黯淡无光，一切毫无希望。

无助感：不少病人不愿就医，他们确信医师爱莫能助，谁也救不了。病人感到度日如年，异样地孤寂、与人有疏远感。

自我评价下降：病人感到自己实际上什么本事也没有，任何事也干不了，是十足的废物。

活力丧失：病人感到人已经垮了、崩塌了、散了架子。他很明确是精神上丧失了动力，病人认为自己成了一滩烂泥扶不起来。

感到生活没有意义：病人感到人生从根本上说没有意义。活着就等于受罪造孽，生不如死。

上述几条只要有任何一条明显，我们便要想到是抑郁症的可能。

治疗抑郁症的关键在于病人应正视自己的疾病，对治疗“心病”负起责任，在心理医生的帮助下，自己起来解开“心病之结”，打开自己的“精神枷锁”。

如何判断病人的精神状态呢?下面提供一份美国心理学家贝克博士设计的一份抑郁筛查量表：

①是否对人和事已失去了大部分兴趣，感到做一切事情都很费劲?是否对一切过错都谴责或不原谅自己?

②是否总是对自己感到非常失望或厌恶、痛恨自己?

③是否总是感到悲伤，而且再也不能自拔甚至不能自制?

④是否信心不足或觉得没什么可指望的，甚至认为将来毫无希望，而且决无好转的可能?

⑤是否总是回想失败的情景或觉得自己生来就不具备做人的资格。

⑥是否对一切都感到厌倦?是否总有犯罪感或感觉要受到惩罚?

⑦是否总想哭，可哭又哭不出来了?是否有自杀的念头?

⑧是否比以前要早1至2个小时醒来，而且再难入睡或总觉得疲倦，不愿做事?

⑨对性生活已不像以往那么感兴趣了或对性生活毫无兴趣了?

⑩是否对健康状况感到极度忧虑?

抑郁症有个慢性化过程，预防抑郁症慢性化应从以下几个方面着手：父母共同关心儿童的生活、学习和成长，培养良好的性格，提高对负性事件的应变能力。及早识别和治疗抑郁症，取得家属和社会支持，注意调整婚姻关系，让病人全面了解病情，在门诊接受心理治疗，帮助病人处理好人际关系。

3.抑郁症的预防

(1) 敏锐发现，果断求医

对已经开始发病的抑郁症病人，既然不能做到防患于未然，就应该早期求医，早期诊断，及时治疗。此时，“亡羊补牢，犹未为晚”，不可坐视病态严重发展。

我们已介绍过抑郁症的早期表现，以及和正常抑郁心理的鉴别，其目的就是要帮助病人家属早期发现病症。有了这些知识，就会增加家属的敏锐观察力，不至于对一些抑郁的表现视而不见或淡而置之。当然，早期发现病症还要出于对病人的关心。现代家庭各自都忙于工作，孩子们的学业功课也十分紧张，老人与子女分居，家庭形成“空巢”。大家都各忙各的，缺少交流，甚至很少讲话，这样思想无法沟通。孩子碰到困难、挫折、“心理打结”，父母还不知道；老人悲观失落，为身体健康发愁，子女也不助一臂之力。这些都不利于抑郁症的及早发现。有的甚至症状已十分明显，患者有悲观厌世想法，家属仍不以为然，直到产生行动、后果方才警觉，但有时则悔之晚矣。

从我们的实际经验看，许多家属发现了病人的一些异常，但犹豫不决，折腾很久还不送医院。其思想顾虑是认为生精神病不光彩，不愿自己的家属与精神病结上缘，因而迟迟不肯就医，或是带了病人去看内科，服些无关痛痒的药，辗转求治，因找错了门而延误诊断治疗。

病人患病之后，也会有些异常感觉，迷惘困惑，搞不清楚到底发生了什么事情。有些性格孤僻内向的人，不善于向别人表露自己的内心想法，有的学生学业开始下降。此时家属给予关心同情，针对其困惑的问题引导其去看病。例如注意力涣散、缺乏精力、夜间失眠，早晨懒起，或情绪变化、心境不佳……这些功能失调，对其来说是比较容易承认或不太可怕的。此时，应根据其表现先去看心理咨询门诊。若心理医生怀疑其患抑郁症，再介绍

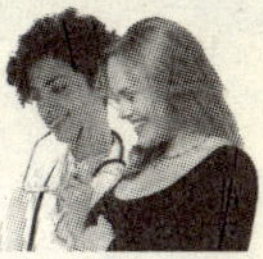

精神科医生会诊。这样逐步升级，明确诊断，病人较易接受诊治。如果患者固执，拒绝去医院，也可请医生出诊、或约定门诊，这样病人常会半推半就地接受治疗。

(2) 优生优育，改善素质

即使对于“内因性抑郁症”，医学也不是完全无能为力的。预防工作可以从“优生优育，改善素质；敏锐发现，及早治疗；巩固康复，防止复发”这三个方面着手。

许多家庭都很关心抑郁症病人能否生儿育女，常问这样的问题。当然，现在还没有立法强制规定这类患者不能生育。但从医学的观点看：内因性抑郁症患者生育要加以控制。若家属中不止一个抑郁症患者，或是高发家族，那遗传倾向就很明显。躁狂抑郁性情感障碍与精神分裂症之间有交叉遗传，抑郁症患者与其他精神病人结婚，较一方患病的，遗传机率明显增加，夫妇双方都患有遗传倾向的精神病，以绝育为宜，不能生儿育女。

目前，我国已把躁狂抑郁症归入与遗传有关之疾病，内因性抑郁症不论有无躁狂发作，也应视为与遗传有关的疾病。提倡优生，对改善人口素质有极其重要的意义。对遗传病患者已列入产前检查的项目，必须按“计划生育”政策，执行生育检查的规定。经优生、遗传咨询，尊重有关专家的意见，切莫盲目行事。

从心理社会发病因素观点看，抑郁症患者中，有些在幼年期因父母培育不当、家庭环境不良，而形成素质缺陷和性格障碍。因此，优育问题，特别是人格发展期的童年教育，十分重要。父母对孩子的过分娇宠溺爱，管教方法的不当，或家长意见不一，对孩子的成长不关心和放任等，于儿童的心理健康均十分有害。有的孩子成了电视迷，从电视走向孤独，不与人交往，国外称“电视孤独症”。少年期以后，更容易从电视中找到自己的偶像，模仿崇拜，喜欢上林黛玉或灰姑娘，会使他们的性格也带上一些忧伤。国外十分重视亲子关系和早期教育，家庭氛围起着重要的作用。离婚、单亲抚养等等，都是投向儿童心灵的阴影，使他们的心灵受到伤害、扭曲。反应性抑郁症主要由心理因素有关。但同样的心理刺激，许多人有耐受力，而有的人却发病。因而上述症状都被认为是在人格缺陷基础上的心理反应形式。心因性抑郁症与抑郁型神经症都有易症性素质。这些特质倒不一定是胎里带来，而是与父母的早年教育及影响有关。这些因素对抑郁症的发病来说并非是绝无关系的。而优育、优教中，就要注意防止人格的缺陷和偏差。

优生、优育、优教，培养良好的身心素质，对抑郁症的预防是一条有效、可行的对策，切莫忽视。

(3) 获得快乐的法则

身体上的锻炼：这将会使你感到心情舒畅

①笔直的端坐

②脸上保持生动的笑容

③确实做到发自内心的开怀大笑

④即使没有什么意思的事情，也要表现出很感兴趣

⑤做出更多的露齿大笑、吃吃的笑和腼腆的微笑

⑥把运动作为由于感激赠给自己身体的礼物

⑦精力充沛时进行运动

⑧当你很高兴时，抚摸自己的脸颊

心理调节指导：除非你按照下面的指导去做，否则你不会感到幸福

①听一些使心情舒畅的音乐；

②开始思考：幸福其实是人一生中的一种状态，他很有可能会戏剧般地转变；

③回忆你一生中最幸福的时刻；

④回忆你曾经成功的感觉；

⑤试想当世界变得无比和平亲切时，你应该下定决心决不放弃；

⑥如果有人处于分离状态，应努力使他们融合在一起，使他

们同时感到快乐；

⑦重新体验快乐，再次感受一遍，将它落实到文字和行动上；

⑧想象你自己重新回到快乐中，再次感受快乐，不要让其他阻碍将你从快乐中分离出来，想象快乐正在发生，尽情享受吧；

⑨阅读《心灵鸡汤》，被完美的人物和你最喜爱的幽默所震撼；

⑩开开健康的玩笑，使今天成为快乐的一天；

⑪试想生活是多么的不公平，想想你做过的别人没有做的事情，感谢上帝赐予你眼睛、手指、宠物和朋友；

⑫试想假如世界上出现了极其恶劣的事情，然后考虑你自己能做什么来改变这一切，直到想出答案，然后就去做；

⑬如果你遇到不愿做而必须去做的事情，那么就去认为这件事情一定存在着某些乐趣，你做这件事的时候在于你如何寻找乐趣；

⑭最后考虑一下这项练习对你的影响如何，你能否每天做一次，你能否通过这项练习给你每天的生活带来快乐，你能否坚持不断地进行练习。

4.抑郁症恐惧的治疗

(1) 有氧运动可治疗精神抑郁

他们设计了一个为期10天的运动计划，要求病人每天在踏车上运动半小时，并逐步增加运动量。在这个过程中，医生将测量病人的精神状态。

10天后，6名病人说他们的精神状态有很大改善——其中5名病人在此前的药物治疗中毫无效果。两名病人的精神状态稍有好转，其余4名病人的精神状况没有变化。

研究人员说，虽然此次调查规模较小，但研究结果“与临床研究相关，具有重大的数据意义”。它表明有氧运动往往能为精神抑郁病人带来当前药物治疗所达不到的效果。

(2) 抗抑郁药疗法

研究人员在以下一些方面取得了巨大进展：恐惧症究竟是什么？它们能在大脑中引发哪些种类的神经化学风暴？随着对恐惧症的了解逐步加深，出现了一系列神奇的治疗方法：能在6小时的一次性治疗中治愈患者终生恐惧症的暴露疗法；能安全地模拟恐惧症患者最害怕的东西，逐步消除其对患者产生恐惧力量的虚拟现实计划；能在萌芽阶段扼杀患者大脑中恐惧因素的新型药物疗法。

去年，美国食品和药物管理局批准了专门治疗社会恐惧症的首批药品——一种现有的抗抑郁药。

(3) 强化暴露疗法

这也是医生采取的治疗方法。对于一名就诊的病人，医生首先诊断他患有哪种恐惧症，然后指导他进行了为期1—2天的逐步强化暴露治疗。

对患有恐惧症的人来说，这种治疗方法并不十分容易。一旦治疗开始，患者体内的恐惧警报很可能会立即启动。然而，随着恐惧症患者逐步完成每一阶段的暴露治疗，这种恐惧警报开始平息下来，只有在加大患者对引起恐惧的事物或环境的暴露程度时，这种恐惧警报才会再次启动。

(4) 认知行为疗法

随着患者对引起恐惧的事物的习惯，恐惧症从根本上得到治疗同时，在治疗心理失调方面的进展，也是恐惧症家族中的生活能力的恐慌症，提供了希望。恐慌症对患者恐惧状况的影响就像龙卷风对天气状况的影响一样：是一种突然出现的摧毁性袭击，它造成极大破坏，然后又消失于无形。与特定恐惧症和社会恐惧症——患者知道什么情形能引发他们的恐惧——不同，恐慌症的患者无法知道恐惧会在什么地方或什么时候袭来。譬如说，一名在超市经历这种恐惧的患者常常不会再返回超市，他会把超市与

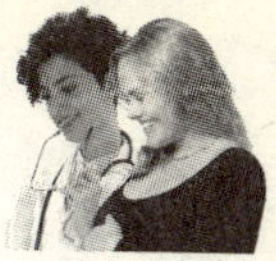

此症，也不必过分痛苦。

下述方法可以帮你摆脱神经衰弱带来的烦恼：

首先应认清神经衰弱症是可以治愈的，绝不是什么绝症，也不会变成精神病。尽管自觉脑力不济，实际上照样能应付日常生活及一般工作和学习不会造成精神残疾。应将理想与现实，希望与可能分清。消除引起神经衰弱的情绪紧张，减轻心理压力。

比如，希望自己精力充沛，永无疲劳，但实际上自己精力学习和工作压力已经超负荷了，这时应该休息为妙了。不要为脑力下降而焦虑，必要时需降低自己的奋斗目标，干任何事都要量力而为，要把目标确定在自己能充分发挥潜能，而又不导致精神崩溃的限度。

许多事情是受很多因素制约的，其中大部分并非人力所能克服，我们只要做自己想做的，只要自己努力去做了，就应感到心安理得。试问，从古到今谁又能事事做到心想事成呢?

（四）当心隐形抑郁症

精神病学专家告诫人们：当心“隐形抑郁症”。

患上“隐形抑郁症”的人，外表看来若无其事，笑脸迎人，不向人述说内心事。但严重的隐形抑郁症会使患者萌轻生之念。

“隐形抑郁症”的特征是常投诉身体肌肉痛、头痛、背痛、胃痛、四肢无力、小便频密和睡不好等，他们正是设法以肉身的痛苦来代替精神的痛苦，希望借此博取家人及医生的同情与关注。

隐形抑郁症患者大都有下列主要症状：

早醒：如在半夜两三点醒来后就无法再入眠；

头痛：终日喊头痛，磁共振成像的脑中扫描却又找不出病因；

体重下降：胃口不佳，体重不断下降。

许多家庭暴力事件，是因抑郁症引起的，约70%未获治疗者给家庭带来痛苦。他们看医生被误诊为神经衰弱，没正视和了解致病因素是大脑缺乏脑血清素，其实，新一代药物再配合心理治疗，80%的患者是可以治愈的，而严重的抑郁症若未获治疗，15%的患者会自杀。

据研究，在人生的旅途中，人们在某一阶段的路途至少会患上一次抑郁症，但患上抑郁症的人，大多数"生在病中不知病"，只有25%的患者知道。

世界卫生组织的最新资料便显示，到了2020年，抑郁症将成为仅次于癌症的人类第二大杀手。

(五)情志思维障碍防治新进展

1.抑郁症疗效预测新指标

抑郁症是精神医学临床上的常见疾病之一。近几年的医学研究表明，该病发病率有逐年上升趋势。但是，由于过去在抑郁症的研究上生物学指标有限，给该病的诊断、治疗及疗效的判断带来了一定的困难。贾福军教授采用酶联免疫吸附法对60例服药者和30例健康人的血清游离甲状腺激素、促甲状腺激素进行了对照研究。以汉密顿抑郁量表(HAMD)评定抑郁症的严重程度，以治疗后HAMD减少率作为临床疗效判断依据。通过近两年的对照研究，发现双抑郁症的血清甲状腺激素PT3水平低于单相抑郁症和正常对照组，同时发现，疗效较佳的患者其血清甲状腺激素FT3、FT4水平较疗效差的患者偏低。这一发现对抑郁症患者的诊断、治疗及疗效的判断有重要的指导意义，特别是对治疗过程中的用药效果，有了可供临床参考的生物学预测指标。

2.抑郁症并不可怕

抑郁症的核心表现是一组"动力缺乏"症状，即疲乏、精力低下，缺乏兴趣、迟滞、注意力不集中，无价值感、无助感、无用感、无法体验乐趣等。临床上三分之一以上的抑郁病人具有丧失精力、疲乏、丧失兴趣等特征。国外统计资料显示，抑郁、沮丧、心情低落占了76%，疲乏、无精力、倦怠占73%，睡眠障碍占63%……

抑郁症患者由于有花样繁多的临床症状，常常是躯体主诉不适但检查结果往往是阴性，而且常规治疗效果不佳。那么，在临床上正确识别、治疗抑郁症就显得尤为迫切和重要。因此，出现前述症状的患者，应及早到大医院相应的科室寻求专家的治疗。对抑郁症患者，治疗目标应该是消除症状、恢复社会功能及预防复发三个方面。目前，临床应用最多的药物还是百忧解这一类SSRI才能达到较完美的临床效果。

3.遭遇情感危机　试试“情感药方”

菊苣能抚平失恋的伤痛，西瓜有助于克服挫败感，鳄梨能给人以幸福感，这些都是专家们在“情感药方”里建议的一些“新药”，瓜果蔬菜除了食用价值以外，还可以治愈情感危机。

尽管有些人可能会把这当作玩笑，但越来越多的研究人员认为，西瓜、香蕉和鳄梨等水果是情感受挫或人际关系和工作受到影响时有效的解毒药。

专家指出，蔬菜对维生素缺乏症和情感危机都具有预防和治疗作用。我们知道，协调人体运动的大脑神经传输系统与饮食有着密切关系，研究表明，营养成分能够对大脑活动产生深刻的影响。

营养学家们认为，工业国家的饮食结构缺乏许多营养成分，是造成情绪低落的主要因素。当情绪出现抑郁倾向时，除了遵从医生的处方以外，还应该在饮食中加入更多的营养。

如果饮食中缺乏叶酸、维生素B_6、维生素B_2、维生素B_1、维生素C、钙、铁、镁或钾，要多吃菠菜、花椰菜、卷心菜、青椒、大蒜、芹菜和胡萝卜等。

新药专家推荐，当你感到爱恨交加的时候，菊苣是很好的平衡剂，帮你安抚失望的心灵。

西瓜是失败者和有障碍的人首选的水果，木瓜适用于那些丧失信心、暴躁易怒的人，而对自己的真实情况不满意，总幻想自己是另外一副模样，因此而郁郁寡欢的人，应该多吃鳄梨。

酸味水果富含维生素C，是虚弱乏力时的良药，它可以治愈“情伤”和服丧期间、被抛弃和失落时隋感伤痛。

无花果和柿子是青少年在寻求自我的过程中需要的理想水果，萝卜能使人打起精神，卷心菜可以治疗多愁善感。

人紧张的时候会消耗更多的维生素C、锌、镁和铬，要补充这些元素，可多吃卷心菜、酸味水果、红椒、胡萝卜和芹菜等。

要解决情感问题，专家们建议常吃三种简单而重要的蔬菜：西红柿、土豆和茄子，它们能帮助你承受生活的重担，消除感情破裂后的孤独感。

专家还根据颜色划分疗效。例如黄色给人安全感、提高创造力；红色是力量的颜色，可治疗冷漠和忧郁；绿色可以平息激动情绪；白色是调节心情的灵丹妙药。

水果蔬菜不仅能治愈情感危机，还有美容的功效。草莓、菠萝、猕猴桃、洋蓟和芦笋具有抗蜂窝织炎的作用。专家认为，蜂窝织炎不仅是脂肪过多引起，还有组织发炎的因素。因此，要治疗蜂窝织布炎，光减少热量不行，还要选择适当的食品，最佳选择是富含钾元素的水果和蔬菜，每天至少要喝2升水，食物中少放盐。

此外，每顿饭都应该有蛋白质丰富的食品、乳制品(酸奶、鲜奶或奶酪)、肉或鱼。建议少吃煎炸食品，多吃蒸煮食品。

菠萝含有菠萝朊酶，有助于蛋白质的吸收，还富含水分和纤维，每100克菠萝只有51千卡的热量。有利尿解毒的作用，富含维生素A，也含有少量的维生素E，可以促进骨胶原的生成。西葫芦是含钾最多的蔬菜，钠的含量又比较少，有利尿作用，是治疗蜂窝织炎的最佳选择。芦笋富含维生素C和E、β胡萝卜素和叶酸，有利尿作用，也有一定的通便功效。

4.抗抑郁症的新方法

数以千万计的美国人正在服用抗抑郁药品，并且许多人因此而改变了生活，甚至挽救了他们的生命。

但是这些药品并非对每个人都有效，大多数处方的药物疗法，都采用SSRIS(选择性的五羟色胺再摄取抑制剂)，诸如帕罗西汀，百忧解和左洛复，但是它们都有大量潜在的副作用，包括性欲丧失，失眠，焦虑，体重增加，头疼和忧郁。很少有人了解长期使用这些药物的影响。

此外，这些药对于那些没有健康保险的人来说可能价格太高了。例如，帕罗西汀的最低剂量，三十天一个疗程就需要花费大约70美元。

对于一些人来说，这些药物却是不起作用的。

“处方药物的利润之大是我们众所周之的”加利福尼亚大学的精神病医师丹尼尔·克里普克博士说。

研究者们仍旧不明白为什么药物治疗，被称为能够提高大脑的化学血清素产出的疗法，并不能对每个人都有效。

在所有疗法中，最有前途是的时间精神疗法，光刺激疗法和效果良好的传统的有氧锻炼疗法等。

针刺疗法、瑜珈、按摩和松弛技法也可能提供暂时的缓解。食物疗法，诸如避免咖啡因等，可以刺激提高含于血液中的复合胺的水平。含于血液中的复合胺是一种可以调整心情的大脑中的化学物质。

在专职人员的指导下，这些疗法不失为药物疗法的替代疗法。

致于那些症状更轻的人来说，这些方法很可能是他们驱走忧郁情绪所需要的一切。

(2) 谈话疗法

传统的谈话疗法在近年来并不盛行，这是因为药物疗法被认为更简便，更省钱并且所用的时间更短。

但是精神疗法的一种形式，认知行为疗法，可能会是面对面的治疗，已经十分地引人注目了。

费城的一位心理学专家这样说："精神疗法确实已经成为治疗抑郁症最廉价的疗法，但是，认知疗法的疗效却同药物疗法一样好，甚至对那些重度抑郁的病人也有效。"

(3) 光刺激疗法

许多年来，光刺激疗法已经常常被用于治疗受季节影响的精神反常，这是一种抑郁症，它折磨着十分之一生活在短暂冬日里和无尽黑暗中的人们。

如今，人们逐渐证明了每天至少30分钟沐浴在人造灯的光明中，在一年的任何时候的效果都同抗抑郁药品的效果一样。

这种疗法近似于使用一种特殊设计的盒子产生像太阳光那样的光芒。这种光芒相当于太阳升起后40分之后所产生的光亮强度。提高情绪的效果几乎立刻可以显现出来。研究学者说，比较而言，抗抑郁药品可能需要一个月才能显出明显的效果。

(4) 中药疗法

也许它是治疗抑郁症最佳选择——中医中药疗法在治疗抑郁症时起主导作用，已在治疗轻度抑郁症中大有可为。

西药治疗的副作用包括恶心、呕吐、烧心、失眠症和逐渐增加的对阳光的过敏。

它也能够削弱药物疗法所产生的以上症状。

(5) 另一种口服补充疗法，就是用SAM——e帮助与抑郁症作斗争

SAM——e是一种存在在人体内的天生物质，它被认为是许多人体中生化反应的燃料提供者。

(6) 针刺疗法

针刺疗法可以显著地治疗抑郁。

在亚利桑那大学的一项研究中，34位遭受抑郁症的妇女经历了为期八周的针灸，结果表明，针灸与药物治疗的效果一样能治疗抑郁。

(7) 锻炼

大量的研究已经表明有规律的锻炼是对付轻度和中度抑郁症的最好的方法，它可能比药物疗法还能更好地控制病情。

公爵大学的一项关于长期锻炼效果的研究者，心理学家詹姆斯·布鲁曼托说："我们仍旧不能理解其后的生物机制——它是否它大脑化学物质中的一种变化还是他们已经在掌握了引起兴趣的一些事情后，仅仅感觉好些了，但是我们的确知道它是起作用的。"

(六)45° 角沟通法

"我国各种精神患者达1600多万人，精神病患病率已达3.47‰"，、"北京已成为精神疾病的高发地区之一，精神、心理障碍患者达100万人。"这是记者在04年这个世界精神卫生日得到的数据。有关专家指出，北京地区的精神病人数量在迅速上升，特别是焦虑症、抑郁症和老年期精神障碍的病人明显增加。

据统计显示，北京地区焦虑症病人的患病率已从以前的不到2%，上升到3.5%，老年痴呆病人有10万人左右。精神病人及家属遭受社会歧视的现象，至今仍是其基本的生活经历，这大大伤害了精神病人的自尊心。为免遭歧视，有一半以上的病人家属承认：自己曾经把家人患精神病的事对外保密。北京回龙观医院的高士元和费立鹏两位专家近期所做的一项调查结果表明了这一点。他们指出：对于精神病人被冷落、耻笑、咒骂，甚至身体受侵害，和对病人的言行有偏见的报道，缺乏应有的法律法规的照管和支持等。

高士元大夫特别指出：歧视的后果往往造成患者本人因害怕

别人知道而不愿寻求必要的治疗。另外歧视还导致失学、失业、搬家和离婚等。精神病人及家属处于一种由歧视导致的恶性循环之中。

有关专家指出：快节奏的生活方式和激烈的竞争环境，是导致各种精神、心理障碍问题大大增加的主要原因。因此，提醒人们，千万别忘了健康精神、健康心理。

了解主要在于沟通，现在流行的45度角的沟通是一种很好方法，有些人在沟通时，时常拉大角度来看事情，他们认为，惟有拉大角度才能将事情看得更彻底，消除思虑之中的差异性。

但是，拉大角度也不能硬梆梆地拉成90度直角，让沟通双方毫无进退的余地。90度直角沟通虽然快捷，但是它太直接了，不定期来的冲击会很大。

这里给你介绍“45度角的沟通”，由45度角切入的沟通可以有弹性地调整，是很恰当的沟通方式。

(1) 柔性的45度角

只靠说、听来表达有时恰当，说不定还会坏事，改靠45度角柔性肢体语言来表达会比较容易动人心弦。

(2) 对等的45度角

90度上对下的命令式沟通容易让人产生抗拒心理，换成45度角对等式沟通，不但弹性空间大，也可调整沟通时的语言、表情、态度，使沟通达到最大效果。

(3) 不夸张的45度角

180度的表达过于夸张，搞不好还会拍错马屁，让双方都尴尬不已。由45度角切入的沟通技巧不卑不亢、恰到好处，赞美别人时会让人感到欢心，而没有后遗症。

(4) 厚道的45度角

责备别人太过直接，冲击性会很大，别人即使知错也可能会抗拒。45度角的沟通说话点到为止，留些回转的余地，让对方有台阶可下。

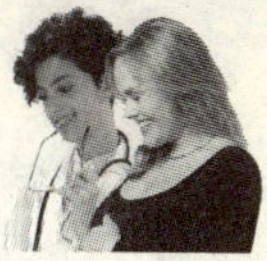

(5) 利落的45度角

俗语说：灯不点不亮，话不说不明。如果说话老是模棱两可，倒不如利落地以45度角切中要点更实惠。

(6) 精明的45度角

说话不经大脑，容易傻乎乎地得罪人。若能先仔细观察对方的身份、个性、背景，再以正确的言语、态度和对方沟通，如此一来，自然容易得多。

(7) 轻松的45度角

沟通时要想办法拉近彼此的距离，在冷漠的场面中难以达成共识。采用45度角沟通，放低姿态先自嘲一番，再想个搞笑的点子，彼此的距离会越靠越近。

(8) 平衡的45度角

在沟通时，理性与感性交相运用具有奇效。若将45度角看成理性和感性的1／2对分角，视沟通时的情况调整理性和感性的比例大小，就容易找到有效的沟通方式。

(9) 协调的45度角

沟通时难免会有意见相左的情形发生，所以就要想个办法来协调。将姿态放低，不强硬、不偏颇、不尖锐，最适合作为协调时的角度。

(10) 客观的45度角

90度角的沟通十分主观，不理会别人的感觉，也容纳不下别人的意见。由45度角出发的沟通客观而理性，时时以观察作为自己行事的判断标准。

(11) 透明的45度角

混沌不明的沟通会造成别人的猜忌和怀疑。沟通时要时常从45度角切入疑虑之处，使得真相还原，一切透明，消除了怀疑的障碍点，一切就好谈了。

(12) 弹性的45度角

有个人拿着一根竹竿进城，可是竹竿却卡住，怎么也进不去。其实，只要将竹竿换个角度就行了。沟通也是一样，不要硬邦邦地“横柴塞入灶”，以45度角倾斜切入，一切都好办。

沟通看起来容易，其实它是一门极大的学问，一生学之不尽、用之不完。

6.精神健康——从了解开始

全球约有4亿人由于心理问题造成精神障碍，约有17%至22%的青少年受到发育、情绪和行为问题的困扰。

世界卫生组织预测到2020年抑郁症将会成为发展中国家最严重的疾病负担，届时重度抑郁会成为死亡和残疾的第二大原因。

来自GBD(全球疾病负担)的研究指出：中国当前的精神疾病中，最重要的是抑郁症自杀、精神分裂症、癫痫、精神发育迟滞和老年痴呆。在中国两所综合医院内科门诊病人中所做的研究发现，心理问题发生率为15.4%，其中抑郁症为4.0%

在中国疾病总负担中，预测到2020年，抑郁症将占精神疾病总负担的47%。抑郁症核心症状包括：情绪低落、持续性疲乏、动力缺乏、精力减退等。

我国青少年心理卫生疾病的患病率近年来也呈现明显上升趋势，学生的酗酒、药物滥用、暴力、辍学及自我伤害包括自杀等行为，严重影响了学生本人及亲属的生活质量，损害了他们的身心健康。我国近年的研究结果表明，16.0%至25.4%的大学生有心理障碍，以焦虑不安、恐怖、神经衰弱、强迫症状和抑郁情绪为主。中、小学生心理障碍患者病率27.0%至32.0%，突出表现为人际关系、情绪稳定性和学习适应方面的问题。

目前中国儿童仅常见的注意缺陷多动障碍患病率即为(5.07±1.70)%，其中北京5.7%、湖南6.0%，据估计有1/3会发展为成人注意缺陷多动障碍；儿童行为问题患病率为8-3%至12.9%；阅读障碍在北京为2.9%、湖南为3-3%。

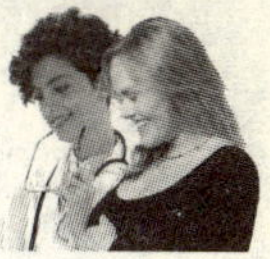

过去近30年的研究发现，在综合医院的内外科病人中，许多常见躯体疾病极易引起情绪抑郁：

慢性疼痛、类风湿关节炎类12%至30%；糖尿病10%至20%；产后哺乳期15%至25%；恶性肿瘤5%；脑血管意外10%至25%；冠心病20%至60%。

7.消除精神压力学会自我松弛

城市生活紧张，对心理和生理都可能有不良影响。学习自我松弛，可以帮助抵消日常生活中的各种精神压力。

效果当人体进入松弛状态时，新陈代谢减慢、心跳减速、呼吸缓慢、肌肉松弛，于是减少体力消耗、增加体能储存，增强效率。另一方面，自我松弛能使心境平静、思想集中，及增加大脑功效，包括促进学习能力、增强记忆力、增进推理能力等。

方法　自我松弛的秘诀，就是将一切烦恼抛开，忘记自我，让自己自然地达到松弛状态，初学者最好能找一处清静地方，不受外界打扰，场地不可太热或太冷，衣服以宽松舒适为宜。

选一张有靠背及扶手的椅子坐下，脚掌要完全着地，务必坐得舒服。然后合上眼睛，让肌肉逐步松弛。如果不懂得松弛，可以将拳头握紧，接着放松，此时肌肉就是在松弛状态。

逐步松弛　练习逐步松弛，通常由脚部做起，抽紧脚底肌肉，然后放松，并保持放松。跟着抽紧小腿肌肉，再放松，如此类推，到大腿、臀部、手部、颈部、面部、头部，至全身放松为止。如果局部肌肉紧张难以消除，可以从头再做一次。

呼吸　将身体保持松弛状态，集中注意自己的呼吸。呼吸要慢、均匀且顺其自然。吸气时默数：一、三、五、七、九、停；然后呼气：二、四、六、八、十、停。如果杂念多，更要注意呼吸，不要被外来思想打扰。

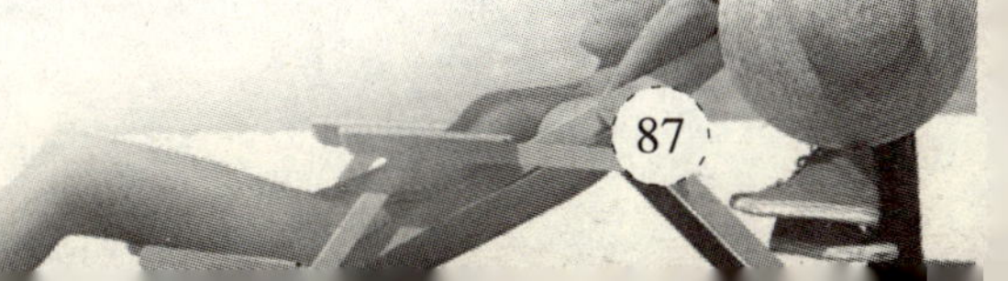

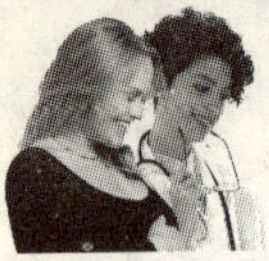

完成　自我松弛每次约15分钟已足够，可以中途张开眼睛看看时间，但千万不可调闹钟。完成之后要慢慢回复正常，先睁开眼睛，活动头部，手部，最后才活动脚部肌肉，伸展盘骨，慢慢站起来，徐徐移动脚步，使身体逐渐适应。

备忘　自我松弛通常每日只需做一次，熟练之后随时随地都可以进行。至于对身体的好处，通常不会即时出现，但只要勤于练习，你会发现妙处无穷。但是要记住，切勿勉强自已去松弛。学着放开心胸，让自己顺其自然地进入松弛状态。

8.改善心情十大诀窍

克服坏心情10大法则。人人都有碰上“黑色日子”，心情一落千丈的时候。这里教你几招走出沮丧，重好心情的方法：

(1) 买本笑话书读一读，很快就能让你开怀大笑。

(2) 出去走10分钟左右，走路的时候深呼吸。

(3) 闭上眼睛，回忆一下生活中美好温馨的情景。

(4) 做10分钟的白日梦，想像一些奇异的事情：你能力超常，得到一大笔遗产，有人请你免费环游世界。做梦不用费钱，但能使心情好许多。

(5) 跟儿童玩几分钟，孩子是天使，总能给人带来快乐。

(6) 静思或祈祷。这两件事情所需的安宁和静默是让心情好转的良药。

(7) 想像如何帮助你周围某个遇到困难的人。做好事是另一个使自己快乐的好办法。

(8) 看一部逗笑的电视剧或看一场喜剧电影。

(9) 做运动。几分钟的有氧运动或健身操很快就可以让你改变精神状态。

(10) 给开朗乐观、生活幸福的亲朋好友打个电话，他们总能给你热情的鼓励。

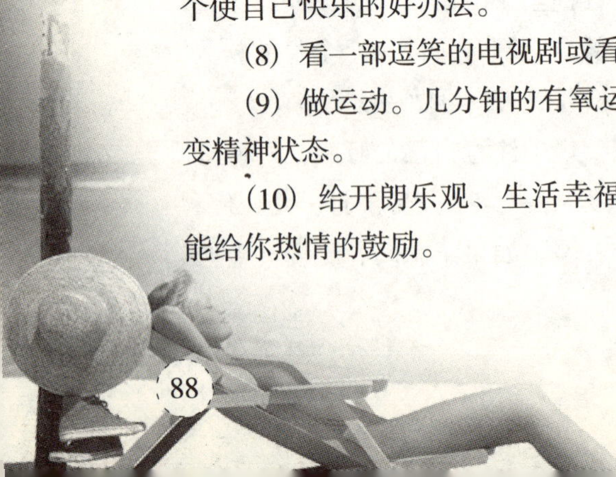

(七)自己解放自己

“事能知足心常惬，心如无求品自高”

现代情感障碍常常是追求完美主义所导致的，其实尽善尽美是没有的，缓解压力的最好办法是自己解放自己。

缓解紧张，关键在自己

紧张和压力具有两面性。如果控制得好，它就是最佳盟友，是一种能够自我超越的天然的兴奋剂；如果控制不好且经常出现这种现象，它就具有毁灭性。在最糟糕的情况下，其影响是破坏性的，例如，它会影响我们的免疫系统和大脑，导致长期疲劳、焦虑、压抑，甚至自杀和导致溃疡及心血管疾病。而这些又严重干扰了个人的工作效率以及企业的运作。因为从欧盟的情况来看，工作人员大约有30%的停工是因为紧张和压力造成的。估计每年的损失达200亿欧元。

“值得注意的是，紧张是我们人体的一种自然反应，指在让我们适应自己所处环境的种种威胁和限制。每当我们必须面对一种需要适应的形势时，我们的身体就会启动一种生物程序，让身体为行动做准备”。

这种程序已是众所周知的，并且经过完善的分析。人体血液中释放出一些激素，其中包括儿茶酚胺、肾上腺素和去甲肾上腺素。它们的作用就是给细胞快速提供大量的燃料和氧气，以便补充过度的能量消耗。这多少就好像我们的人体面对一些特别事件产生一种冲力，进而帮助克服困难。这是一种生物反射，当需要一份紧急报告、安排一次困难的会晤或尽快做出决定时，它是十分可贵的。

消除紧张首先要做的是自我观察。需要发现引起紧张的种种事件和感情。专门从事忧虑和紧张问题研究的达尼埃尔·恩居耶农解释说，“一个人在身临陌生的环境时就会感到紧张。这可归纳为一种情绪(害怕、生气、失望、焦虑等)，它具体表现为一种

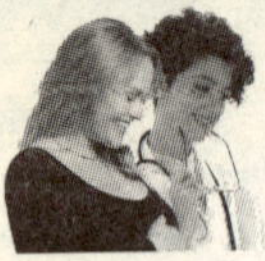

行为。如点香烟、摆弄一件东西、坐立不安、面红耳赤、变得好斗、行色匆匆等。这种行为的目的就是想缓和紧张情绪"。

这些行为被认为是紧张的因素。当然，这些行为越频繁出现，紧张的程度就越高。

其次就是要研究在紧张状况下出现的那种感觉，它总在不断地影响我们的一些想法。帕特克·莱热龙博士认为，"紧张首先通过心理进程这个中间环节影响我们。这是因为我们对面临的紧张进行理性的思考。正是这种推理和我们所面临的局势一样，会导致我们紧张，并加剧这种紧张。因此，缓解紧张的目标还是要学会拓展一些不同的思维方式"。

要学会与人交流消极的看法，良好的生活卫生习惯也可让人免受紧张的影响。

消耗殆尽，就会出现随之而来的疲劳状态。

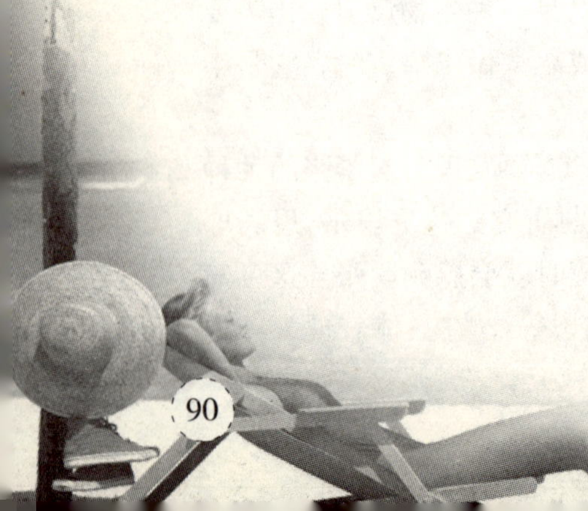

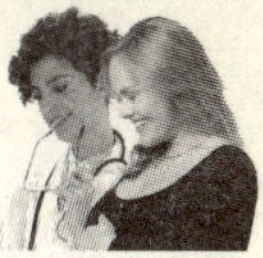

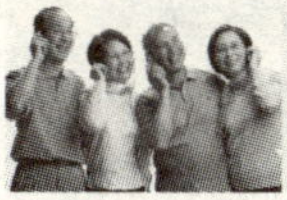

第六章 脑力修复

脑力修复除了药物、饮食和心理疗法之外，我们要特别强调锻炼。“生命在于运动，脑力也在于运动”。

(一)脑力锻炼

脑的大部分工作不受人的意志支配，但是有一部分可以而且需要锻炼，这就是大脑皮层。大脑有数十亿个神经细胞加工和储存信息，应该定期给脑细胞增加工作量。否则脑细胞就会逐渐萎缩，就有可能患老年痴呆症。长寿老人往往对身边的一切都感兴趣，愿意接受新的东西。所以他们的大脑能不断接受和加工信息，使他们脑力不衰。老年人要学一些自己喜欢的东西，比如说计算机、插花或外语。总之，不能长期不动脑。

心脏开始有疼感，越疼越厉害；心、脑和肺部血管扩张；肾上腺皮层的激素水平增加。如果长时间缺氧，比如说在高山上，肺部组织的团块增加，在所有器官和组织中形成新的毛细血管，红血球的数量增加，激素水平提高，总的动平衡水平提高。在老化过程中，一切都向相反方向发展：平衡水平降低，器官供血不足，激素水平下降等等。可以采取多种办法造成缺氧，最常见的办法被称为换气缺氧——做减少肺部换气的呼吸练习。控制吸气、呼气和延缓呼气都可以。

(二)信息饥饿法

人类周期性地以做梦的形式出现信息饥饿，这是很自然的。在梦境中从外界接受的信息非常有限：看不见、听不见、唤不

着、没有皮肤接触，也没有味觉。

您可能会问：这里有什么潜在的东西可挖呢?应该说，人在做梦时大脑并没有完全休息。在梦境快速掠过脑海时，神经细胞很活跃，甚至处于不眠状态。脑的功能是加工信息，大脑在外界信息有限的情况下积极工作，这说明加工是储存在记忆中的信息。也就是说，您虽然在睡觉，可是大脑还在继续工作。

人们往往有定期独处的需要。因为人相互之间有一种强有力的刺激，经常不得不集中注意力。如果没有独处的机会，就会破坏心理平衡。

在高山上长时间处于休眠状态是保持青春的理想方式，因为在梦中我们可以不吃不喝。僧人、道士长年居住在山里，自有他们的长寿之道。一句话，如果有条件，您不妨经常在山里睡觉。

我们说到的所有方法，基本上都是人的肌体少从外界获得。这样可以迫使肌体利用自身的潜能，并使一些器官和系统加紧工作。

(三)肌肉锻炼

肌肉细胞的职能是收缩。如果肌肉细胞不收缩，肌肉纤维就会无力，肌肉的重量就会减轻，出现肌肉萎缩。肌肉是人的体重很重要的一部分，如果您想使肌肉保持正常，就得锻炼。跑步、游泳、跳舞、练体操，您可以随意选择，只要活动就有益。

要使自己的身体既能生热，又能散热、人为地改变周围环境的温度，可以锻炼体温调节机能。在温度降低(遇到冷刺激)时，能加强生热，减少散热。在温度提高(遇到热刺激)时，正相反。冷刺激的办法是适当穿薄一些的衣服、空气浴、用冷水洗脸洗脚、冷水淋浴、冷水盆浴、赤足走路、冬泳和冷疗法等等。热刺激的办法是热水淋浴、热水盆浴、日光浴等等。这样做的好处已得到证实：在著名的长寿中心罕萨，人们常用15摄氏度的水洗浴。那儿的女性四十多岁还像小姑娘一样娇嫩，60岁仍然有挺拔、优美的身姿，65岁还有生育能力。

(四)精神病学的一大症状就是“感情迟钝”

有这种症状的人可能什么都懂，思维也有逻辑，就是没有情感表露，就像一台运行着的电脑。健全的人有丰富的感情世界，高兴、忧愁、惊奇、愤怒、厌恶、恐惧、欢乐、怀疑和不满意等情绪都能流露出来。要使自己富有情感，也得锻炼。电影、音乐、歌曲、戏剧、绘画、文学作品、体育比赛等等都能激发各种情感。有积极的感情也有消极的感情，但是不能让人看不出喜怒哀乐，否则，就会出现病态。

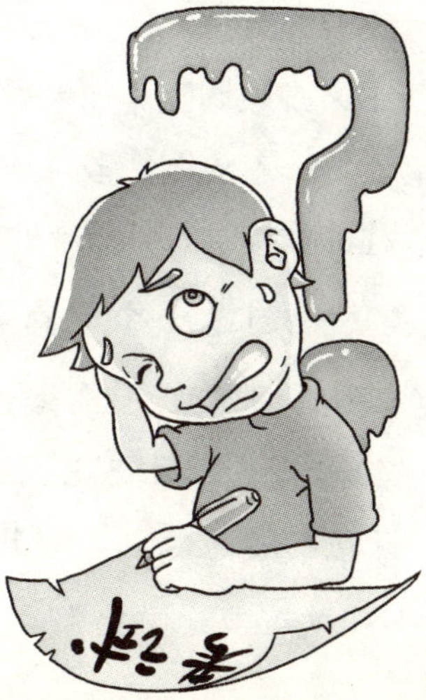

(五)心理锻炼

心理稳定，在我们这个并不完美的世界上才能健康长寿，否则巨大的压力瞬间就可能摧毁一个人的精神世界。只有进行心里锻炼才能做好承受任何变故的准备，才能使自己不失控。在接连遭受挫折、受到刺激的情况下，要反复进行心理暗示，暗示应该简洁明确。比如说，“我年轻、快乐又健康”。在这种时候，心里暗示的力量最大，如果您有意识地进行心理暗示，您的身体就会服从您的意志。

(六)性锻炼

有规律的性生活是保持所有性功能，以及性系统器官功能的条件。性器官部分失去功能还无大碍，但如果性器官功能受限制，就会出现肿瘤和慢性炎症。

一句话，您今年多大年龄、已经有病或有过什么病，都无关紧要，重要的是您了解自己的身体，有理想的、适合您身体情况的锻炼计划，并能持之以恒地锻炼。掌握锻炼的度也很重要。如果锻炼后筋疲力尽、无精打采、食欲不振、睡眠不好，这就说明，您运动过量了，必须调整。如果锻炼后虽然身体有些累但情绪高涨，自我感觉好，就说明您锻炼适度。另外，您还应该经常体检，并对照以往的体检结果分析您的健康状况。

(七)环境美——创造一个室内植物园

4月是春色满园的季节，但你是否因忙碌的工作而无暇观赏窗外的新绿呢?没关系，只要花点心思，你尽可以在自己家里创造一个生机勃勃的花园来。将植物摆放在地板上、家具上、挂在墙壁上、柱子上，吊在天花板上，让春意在不经意间流露。

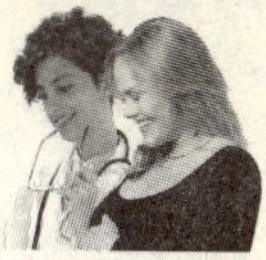

墙壁 在地板上摆放绿色植物能够表现出来植物的立体感，你可以选择大盆或部分中盆的大型绿色植物摆放在门的周围、台阶上下以及阳台上，而在窗台、家具上面则以观叶植物为佳。挂历在墙壁上、柱子上的绿色植物就像是一幅立体画，可以选择适合挂置的蔓性和下垂性的植物。只要下点工夫，相当多的植物都能挂置，起到立体装饰的效果，并能增添居室的浪漫情趣。

客厅 客厅是家人团聚与会客的场所，植物装饰宜简朴、美观，不宜过染，并要考虑家具式样与墙壁色彩来选择合适的植物种类。大中型盆栽如散尾葵、棕竹、龟背竹等一般适宜放置在墙角；几架上摆放蕨类、仙人掌、多肉植物等小型盆栽或四季海棠、仙客来，它们的谐音能显示出主人的热情好客；台面上放一些鲜花；垂直空间悬吊些绿色植物，如绿萝、吊竹草、吊兰等。

餐厅 餐厅的植物装饰应有利于增进食欲，如在饭厅周围摆放棕榈类、梨类等叶类盆栽植物。也可按不同季节进行更替，如春用春兰、夏用紫苏、秋用秋菊、冬用一品红等。

卧室 卧室装饰花卉的数量不宜太多，因为自然界大多数植物都是白天进行光合作用，晚间吐出二氧化碳，只有少数品种如仙人掌、仙人球、水仙等，才在夜间吸收二氧化碳，可以净化空气。摆放在卧室中的花应尽量远离床。

卫生间 卫生间内空气湿度大，适宜摆放蕨类和藤类喜温喜湿的小型悬挂式盆栽植物，洗手台上如果地方够大，放上一瓶水竹，易养活又能生出许多绿意。

厨房 厨房是烹饪之地，烟气多、温度高、湿度大。因此以

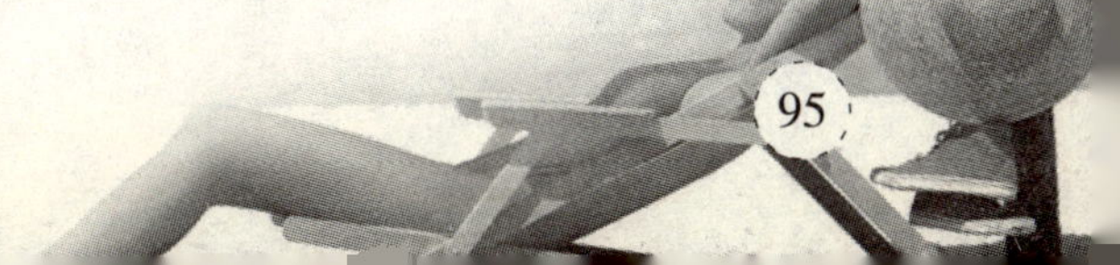

小型盆栽为宜。可在窗旁、橱柜顶部或盛物架空置处摆上吊兰，还可在空置的台面上用一些蔬菜的剩余物，如萝卜、白菜等带叶的茎端部分插入盛水浅盘中作为点缀，也会体现出厨房的特点与气氛。

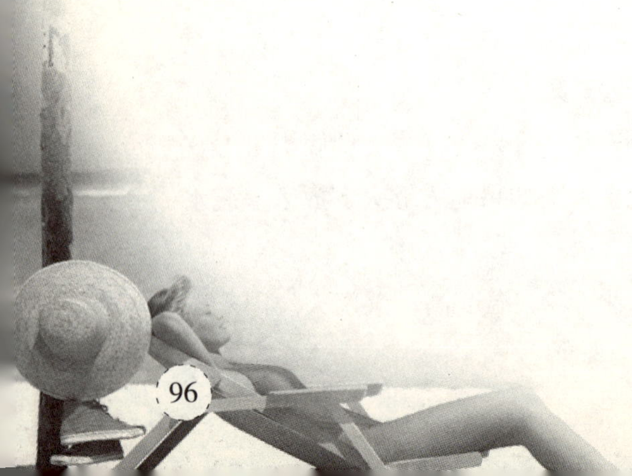

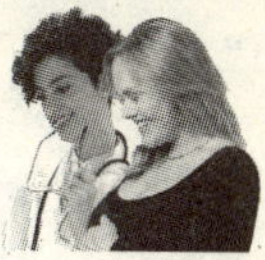

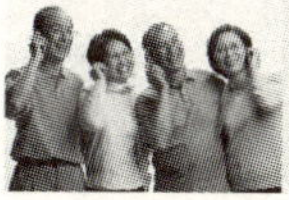

第七章 最新研究报告

(一)怪异耳鸣源于脑

大脑会在耳中制造不明噪声：《神经学纪事》刊登的一项研究称，不明原因的严重耳鸣——耳鸣生的尖刺声或嗡嗡声——可以通过用集中的磁刺激“阻塞”大脑的电波活动而得到减缓。这一结果证实，一些不明噪声是由大脑的异常活动造成的。

德国蒂宾根(tubingen)大学医学部的克里斯蒂安·格洛夫说：“现在需要进行可控临时工床实验来证明这种方法能否永久减轻或治愈耳鸣。”

许多人都曾有过耳鸣的经历，耳鸣就是在没有明显声音来源的情况下能听到声音。对于大多数人来说，耳鸣只是一种暂时且无危害性的奇怪现象，造成它的原因有耳部感染、耳道堵塞或抗生素等药物的副作用等。

但是对于4000多万的美国人来说，耳鸣却是一种久治不愈的疾病。那些上了年纪或有部分听力障碍的人尤其严重。

有些由动脉受损或其它血管问题而引起的耳鸣能够得到确诊和治愈，但更多的耳鸣却得不到有效的治疗。

格洛夫说：“近来，神经科学家们提出了一种看法，认为耳鸣和慢性疼痛有类似之处。也就是说，只有患者自己能听到的声音可能是一种类似于痛感幻觉的声音‘幻觉’。”

这一理论认为，异常的大脑活动会在没有声音刺激的情况下制造声音幻觉。

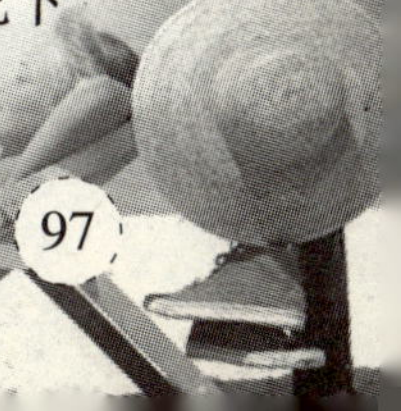

(二)铅污染损伤儿童大脑

儿童铅中毒的主要来源，一是工业尤其是蓄电池制造业、金属冶炼业、印刷业以及机械制造业造成的大气铅污染；二是含铅汽油的废气污染。这两种污染不仅会直接增加儿童的铅吸入量，铅尘还会通过污染工厂和公路旁的谷类和蔬菜，增加儿童的铅摄入量。

尽管儿童并不是铅的“特定攻击对象”，但儿童处于生长发育期，对铅“吸收多、排出少”，极易发生铅中毒。如儿童血铅超标，神经系统最易受到损害，儿童的感觉功能、注意力、运动、视听、记忆能力以及情感状态等都将呈现异常表现。许多医院收治的多动症儿童，经检测几乎都与铅中毒有关。

当地大气、饮用水、土壤、粮食等铅含量均超出国家规定的数倍至十几倍。当地986个5岁至12岁的儿童血铅水平均值为498微克/升，经居住在3公“里外”的对照组儿童的125微克/升高出近3倍。同时，铅污染对当地儿童的体格、智能和神经行为等产生了明显影响。在6岁至8岁儿童中，污染村儿童平均身高比对照组矮3厘米，智商测定平均低3分，正确选择及最快反应速度等神经行为能力也受到不同程度的影响。

(三)脑早衰

脑早衰是与脑衰竭、脑死亡完全不同概念，是内涵的脑力衰弱，主要是指神经组织细胞发生结构改变，代谢失常出现脑功能提前衰退的亚临床综合症，及早干预、快速修理具有十分积极的意义，可预防各种脑病的过早到来。

脑早衰的修复办法：①提高记忆力；②降脂降压；③改善因血粘稠度过高而出现的微循环性障碍；④适当补肾活血，中药补

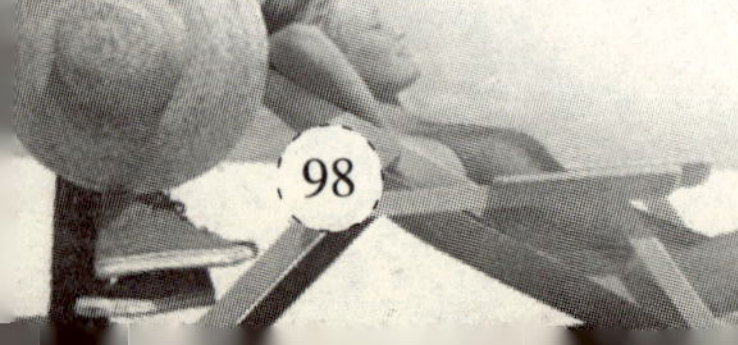

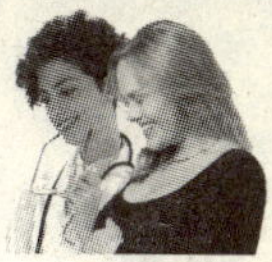

肾活血有明显效果。

(四)骨髓干细胞激活死亡脑细胞

医学上通常认为，人出生后很少、甚至不会再生新的神经细胞。而美国科学家在对老鼠的实验中发现，被移植的骨髓干细胞能够抵达大脑，替代那些患病或已经死亡的脑细胞，并随后进入脑神经系统，充当神经细胞角色。

为证实类似的情况是否会发生在人身上，研究人员对4位接受骨髓干细胞移植的女性的大脑进行了观察，结果得出了相同结论。科学家称，骨髓干细胞可能是通过血液循环系统进入大脑的。如果能找到大脑从血液循环系统中“招募”骨髓干细胞的“机制”和骨髓干细胞转变为神经细胞的关键因素，就可以为许多脑损伤疾病提供更为有效的治疗新途径。

(五)德国记忆天才塞勒

8510582512.4512031833.1123322026.2158843814.2021638l82.8152414931.8342112814.91——这么长的一组数字，谁能把它背下来?即使背下来，那么需要多长的时间呢?可以告诉人们的是，没有受过训练的人是无论如何也做不到的，而受过训练的人仅需要60秒钟，特别熟练者只用三四秒钟就能拿下。究竟是谁有如此大的能耐呢?他就是36岁的德国延斯塞勒。

聪明加勤奋

塞勒被称为德国的思想家，在记忆和速算等方面保持着多项世界纪录。他的纪录都被列和《吉尼斯世界纪录大全》之中。

塞勒多次在《猜猜看》电视栏目中露面向观众们展示他的绝技，包括联邦总理，州长和各界名流在内的观众无不被他的绝技惊得目瞪口呆。

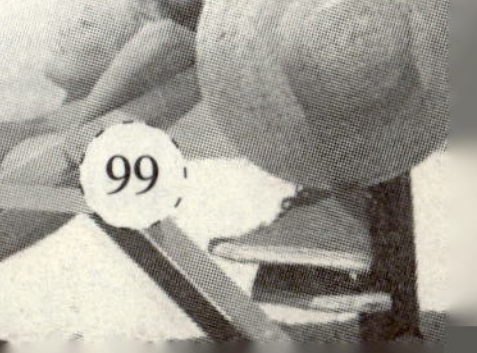

背着72位数字，是常人连想都不敢想的事情，可对于塞勒来说却易如反掌，"实际上，这非常简单。只需掌握记忆术的基础就可以。"

所谓记忆术起源于约公元前500年的古希腊，它是许多历史上的思维术和学习术的集合名词。塞勒说："记忆术能使人很快和持久地将大量的信息据为己有。"

塞勒是下萨克森人。他青少年时代的绝大部分时间都在医院里度过。因为他的脚跟别人不一样，是朝后长的，经过反复矫正才成为现在的样子。

塞勒16岁那年开始上私人学校，还跳了一级，接受了议会速记培训，取得合格证书。1993年以前，塞勒一直在斯图加特州议会工作。1993年，塞勒突然放弃了他的公务员工作，而成为一名思想家。

塞勒说："在孩童时代，我就读了许多书，并对地理学感兴趣。这也许是由于我自己不能施行的缘故。"一个朋友送给塞勒一本关于美国阿拉斯加的书，其中金星数字和数据，塞勒只用很短的时间就将它们记在脑子里。

在学习语言方面，塞勒也尤为突出：他已掌握英语、法语和西班牙语，后来又自学了俄语。塞勒的父母对儿子的这一天分也感到吃惊。更让人感到诧异的是，塞勒对每门外语都一学就会。塞勒曾经去过一次中国，在此之前，他只掌握一些基本单词。"我的导游讲德语，我用汉语回答他。真盖了帽了!"塞勒透露了他的秘密："聪明加勤奋，也就是说练习、练习、练习。只要我醒着，我就要学习。"

天才的大脑

塞勒充分发挥他的长处，在德语国家展示他的"记忆术"并

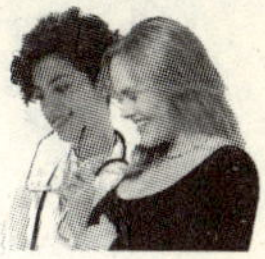

大获成功。在一些活动中，有人想考考他有关大百科全书的内容。提问者只须说出一个关键词，塞勒就能把所有的内容背出来，因为大百科全书所有24卷他都能倒背如流。一本电话簿他仅用几秒钟就能全部装进脑子里。塞勒的心算速度快于计算器。一份日报的内容他只须浏览两遍就能复述，而且一字不差。

塞勒对自己仍有不满意之处，那就是记纸牌的顺序：他需要大约90秒才能正确复述52张纸牌的排放顺序。塞勒叹惜道："我在这方面的成绩不好，世界纪录是34秒。"在私人生活中，塞勒根本不需要任何日历、通讯录或购物单，因为所有这些都被储存在他的脑子里。

塞勒介绍说："我的技术在于我把抽象的信息转化成了固定的图像，并且按照需要进行归类。"学习无非就是将它们连接起来。我们对自己大脑有力的开发与利用也许只有10%。大多数人都不知道大脑有哪些储存能力。"释放出这些能力需要幻想。"诗人也使用比喻。如果我面前站着一位银行家，我会跟他说：'8'不是您的那个'8'。'8'是指之字形路线。孩子们对此理解得很快，因为他们拥有足够的想像力。"

奇妙的联想：塞勒最喜爱的记忆术是用数字来组成词语组。"例如9让人联想起9个月亮，这很简单。"那么如果是67或93这样的数字，怎么办呢?塞勒把数字字母化，再把字母变成词组。例如，数字0看上去像字母0，他把两者与专业术语"k.O."(拳击中的击倒)联系起来；1只能是T或L，因为这两个字母都只有一划；2是N或V，因为它们各有两划；3是M或w，有三划；4是R；5是S或SCH；6是B或P；7是F；8是H或CH，塞勒解释道，8的德语acht；9是G，9很像小写的g。

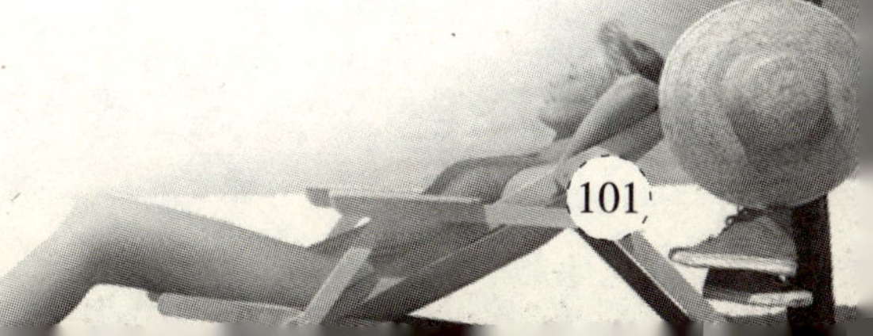

将数字词语化是纯逻辑性的。一旦有了辅音，就很容易找到元音。例如，452这组数字意味着“A rsen”(砷)、“reisen(旅行)或“rosine”(葡萄干)。其中的4等于r，5是s，2是n。再举例，6492是“bergen”(抢救、掩藏)，6=b，4=r，9=g，2=n。

塞勒还给从21到99的数字确定了固定图像。例如，22是“Nonne”(修女)；40是“Rock”(裙子)；59是“Segel”(帆)。如果将这3组数字连起来了，224059就是“Nonnenrocksegel”。塞勒就是用这种方法以十分之一秒的速度打开了电子门锁的多位数密码。

塞勒强调：“大脑是一块肌肉，必须像人体其他部位的肌肉一样得到训练，以便使它保持高效。最有效的训练是‘故事法’，也就是借助视觉的信息加深对事物的印象。简单地讲就是跟故事联系在一起。”塞勒由此建立起一个可以相互连接的专业知识网络。他教给女儿恰拉一种自编国家首都和历史的方法。他还编了一个故事，将联邦德国历史上的8位总统的名字都编入其中，这样记忆就非常容易。

但是，塞勒也承认：“记东西能让人上瘾。”他以前的女伴就受不了他成天迷恋此道，最后离他而去。他的身体也不断地受到疾病的折磨。由于身体超重，塞勒还必须节食。看来这个德国超级大脑也不能解决所有问题。

(六)锻炼是健脑的关键

将锻炼融入健脑的好处主要有：

1.有氧代谢运动使心脏强健：有氧运动可以提高身体向肌肉供氧的能力。人的供氧能力从30岁开始走下坡路，心脏的供血量与输氧量随着年龄的增长而下降。有氧体育锻炼可以将这种衰退减少到最低限度。

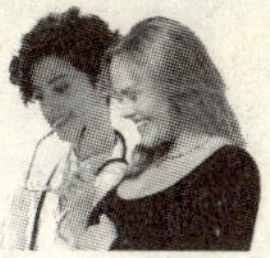

2.减肥，但有更多的肌肉：肌肉消耗卡路里，而脂肪不消耗卡路里，因此肌肉减少就会影响新陈代谢，导致身体发胖。体育锻炼有利肌肉增长，在进行体育锻炼，特别是举重时，脂肪会减少，但会长出新的肌肉组织。因此，上了年纪的人练习举重是有好处的，因为人的年纪越大，力气越小，而他们参加举重训练，力气就可以增长，走路的速度能提高两倍。

3.坚持锻炼，强健骨骼：体育锻炼有助于保护骨骼，因为在锻炼时对骨骼形成载重压力，从而促使分泌有利骨细胞生长的激素。但是，仅靠体育锻炼来战胜骨质疏松是不够的，还要吃含有钙和维C的食品。由于摔跤是骨折的主要原因，因此通过锻炼来增长力气、保持走路平稳从而防止摔跤也是很重要的。

爱好体育锻炼者在处理信息、注意力集中和头脑敏捷度测试中的成绩超过久坐不动者，其原因是坚持体育锻炼有利于心血管系统，而它又有利于大脑的运转。大脑的重量仅占体重的2%，但是人体消耗的葡萄糖和氧气有四分之一是大脑消耗的。因此，我们身体输送的葡萄糖和氧气越多，脑细胞获得的营养就越多。

在这里我们要特别强调脑力+体能=成功的不移法则，然而我们特别强调科学运动：

科学运动讲究的是程度，运动的频率、时间、强度和形式都要讲究。如果锻炼过度，每周热能消耗超过了3500千卡，只会对身体有害，如果运动不足，你就不会拥有健康促进的积累效应。很多国家和组织都制定了有关运动的各种文件，它们的核心内容主要有以下五点：

频率——中等·天天·不间断

每天进行有规律、中等强度的体力活动是必要的。只有经过

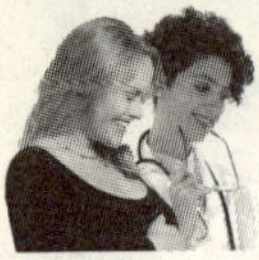

一定时间规律适度的体力活动积累，健康促进效应才能显现。而日常有适度体力活动的人，如果停止规律的体力活动，相应的健康促进效应会逐渐消失。

时间——3小时/周，30分/日

每天30分钟以上或每周180分钟。强度较大时，运动时间短，强度较小时，运动时间应增强，范围在每天15至60分钟。关键是每天或每周的累计时间。我们看到经常从事国艺、剪枝和家庭修理工作的人所进行的工作都是间断的，他们同样享受到了活跃的体力活动带给他们的健康促进效应。

强度——4至7千卡／分·心率掌握几乎所有有关的体力活动推荐强度都强调中等强度的运动。

中等强度指每分钟消耗4至7千卡的运动。日常缺乏运动的人，只要能动起来，并且能够坚持，他就会得到一定的健廉促进效应，日常有一定体力活动量的人如果能够进一步增加体力活动量，他会得到更大的健康促进效应。选择多大的运动强度，因人而异，不是统一的。一般用心率掌握运动强度，由于不同个体的基础心率的差异，心率的运动负荷量也是因人而异的。

形式——有氧·耐力

绝大多数体力活动应选择强度中等的锻炼形式。常见的中等强度运动包括各种有氧运动和耐力运动。具体包括快跑、慢跑、中速游、舞蹈、太极拳等。除了一些疾病状态下对运动强度有所限制外，适宜时间和频度的各种运动对健康都有益处。

注意——准备·修复

一定不要忘了安全性问题，如心血管系统的适度负荷、外伤、运动猝死和环境的意外伤害等。应该注意：运动前的准备活

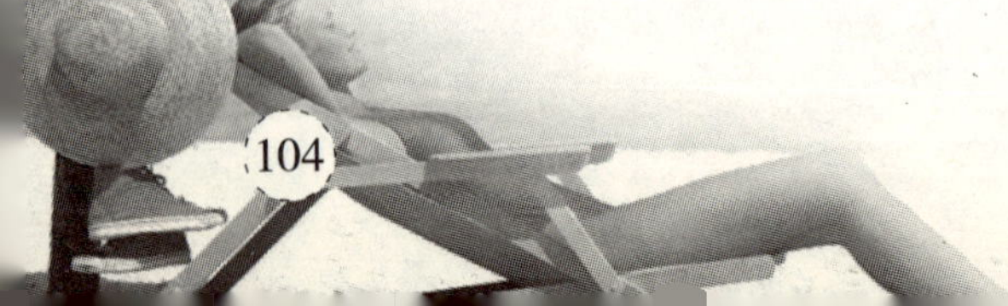

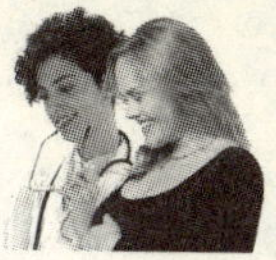

动和运动后的恢复活动：日常缺乏体力活动的人在开始锻炼时，应逐渐增加运动量；有健康隐患的人应预先看医生；注意穿着合体柔软的鞋袜和衣服；对于患有可以影响体力活动能力疾病的人，需要医生指导，也可通过运动试验对病人的体力工作能力进行评价，确定病人的适宜体力活动量；通过体力活动改善能量平衡，必须同时对饮食进行调整。

(七)启动大脑自动档

1978年指出健康不仅是人体的生理健康，而且必须包含该人在当时心理状态和社会环境都处在一个较完满的状态。处于健康与疾病之间的第三状态称为亚健康，又称“灰色状态”。随着竞争的激烈和生活节奏的加快，亚健康所占的比例越来越高，引起了国际国内各界的重视。如何面对亚健康呢?

△启动一档——减压释负

在杜克大学的伊恩，多宾斯教授等进行的大脑“自动驾驶”研究中认为，大脑皮层活动的减少是由于大脑皮层对任务中涉及的目标信息的“调节”，这就是“神经事先准备”的最普遍的理论。因此，启动大脑自动档，首先就是要克服紧张心理消除疲劳，笑对人生，科学研究结果显示，笑相当于一种体育活动，大笑一分钟等于精神放松45分钟。而芝加哥大学的贾可布森心理学教授认为：解除疲劳的最有效方法是放松，从而可使你从莫名的亚健康状态中解脱出来。

△启动二档——规范行为

1997年2月4日在美国耶鲁大学举行的世界首次行为医学大会上，确定不良生活方式和不健康行为为现代社会中引起多种疾病的重要危险因素。从而对行为规范要求为：睡眠(7—8小时／天)，一日三

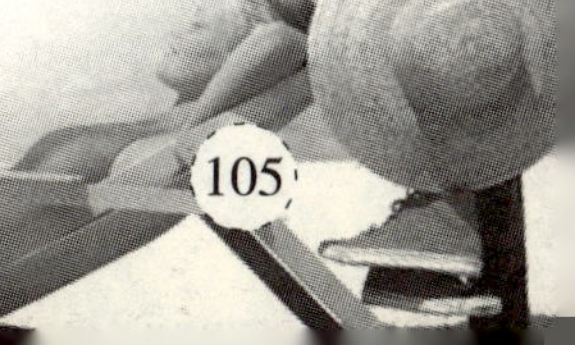

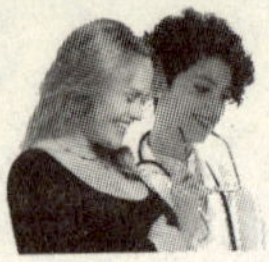

餐，减少夜生活，有规则锻炼，保持标准体重，不吸烟、不饮酒或少量饮酒等等，因而也符合多宾斯及其同事推出的：大脑皮层是对某种特定反应的学习过程进行了精炼，对所学目标的信息进行精练，是大脑皮层“启动档”的重要功能，从而有利于疲劳的消除。

△启动三档——合理睡眠

健康体魄来自睡眠，没有睡眠就没有健康。研究表明：长期睡眠不足会导致皮质醇增加；人体在深睡阶段释放生长激素；睡眠的和谐，能使脑内神经递质、神经肽、植物神经，内分泌体温等处于夜生活状态，提高机体自我调节能力。启动“自动档”的研究表明：“人脑对特定专业的的记忆有着不同系统，它们能独立地发生作用”，因此，入睡快，睡眠深，睡眠周期完整就可以消除疲劳，恢复体力和精力，修复机体功能，消除亚健康状态。

△启动四档——均衡营养

任何一种食物都不能提供人体需要的全部营养素，要保证大脑做到均衡营养就必须合理膳食。其中包括控制热量；减少动物脂肪和甜食摄入；多进富含不饱和脂肪酸食物，鱼类等，减少钠补摄入，不可或缺的微量元素等，这都是“自动档”启动的必要“燃料”，也是“启动”神经事先准备的前提。

△启动五档——调整生命节律

人体生物节律(生物钟)除了有年、月、日的生物节律外，每一天中还存在着近似昼夜交替，反映在人体内激素分泌。一般早上分泌副肾上腺素，晚睡后分泌前叶激素，两者均能听命于下丘脑视交叉的生物钟司令部指挥。从而也直接影响脑内神经递质的合成、分解、对大脑皮层直接接受任务刺激的反应产生影响。国家科技攻关项目——《中医药消除运动性疲劳的应用研究》——

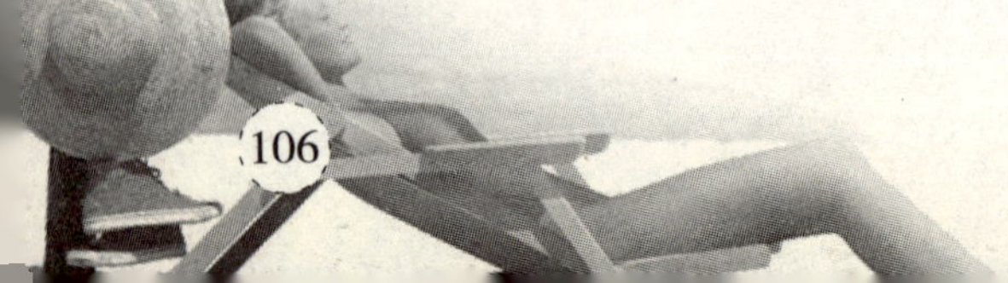

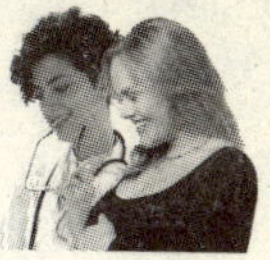

时相药法组研究的“激活颗粒”(白天服)与修养胶囊(晚上服)就是基于“启动档”生物钟原理以达到消除运动性疲劳的目的。

橄榄枝现象

如果把健康和疾病看作是生命过程的两端的话，那么它像一个两头尖的橄榄，中间凸出的一大块就是亚健康，国内外研究表现，符合健康标准占人群总数5—10%，属疾病的占15%，而亚健康约占70—75%，40岁以上的人群比例更大。

有趣的是属亚健康的人，普通有六高一低的倾向，即高负荷(体力与心理)，高血压、高血脂、高血糖、高血粘度、高体重，免疫功能偏低，其次有，三减退(活力、反应能力，适应能力均减退)一多(疲劳多)。这也是向疾病发展的高危人群。

“自我创造”的危险

在美国70年代死因构成中，卫生制度占10%，生理与环境因素占20%，而来自生活方式方面则高达50%。在我国不良生活方式达37.3%，疾病是这样，亚健康也不例外，紧张和压力再加上营养过剩，代谢失常，促成了“亚健康”，通常也称为“自我创造的危险”，WHO总干事中岛会博士说：大约到2015年，发达国家与发展中国家的发病原因将大致相同，因此，与生活方式有关的疾病将成为头号杀手。

因为环境要求与自身应付能力不平衡所引起的非特异的心理、生理机能改变过程，仍是心理应激，能常可理解为机体所处的一种“亚健康状态”。

脑疲劳是亚健康的病理关键

过度用脑(如高度紧张)，大脑内营养物质消耗及运作中产生杂质和毒素在血管内积淀，造成血管通道受阻，大脑缺氧，脑细

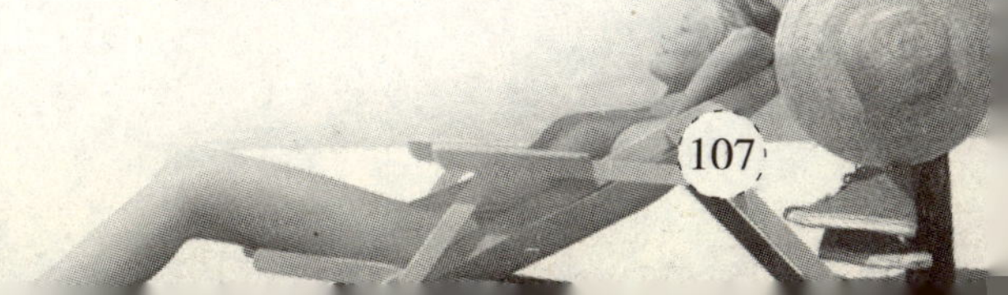

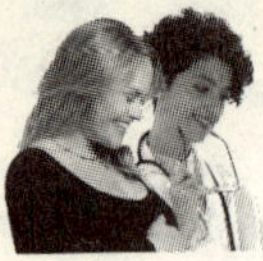

胞失去活力而引起，通常易出头晕脑胀，记忆力下降，反应迟钝，注意力无法集中等。由于人脑在保存思考信息的时候会切换到一种“自动档”功能，表现在对最常碰到的问题建立起一套自动记忆反应，使大脑皮层对任务立即做出反应。于是我们在促使人们走出亚健康时，可运用“自动档”功能“具有丰富知识和经验的人，比只有一种知识和经验的人更容易产生新的自主意志和独到的见解”也许这就是脑力修复的全部。

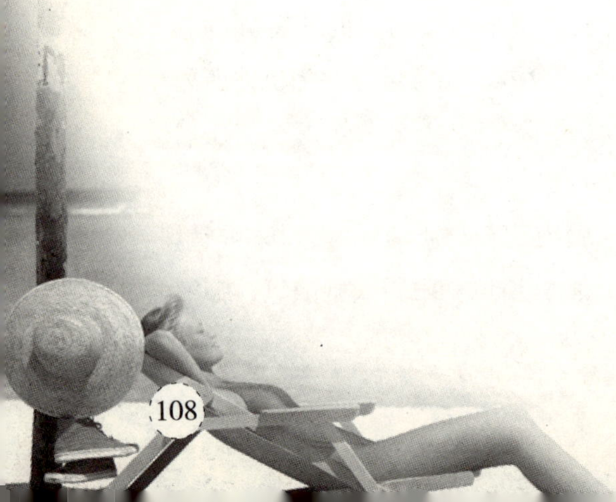

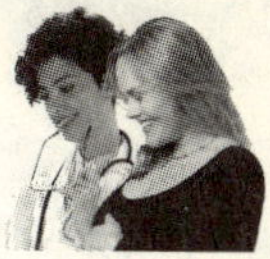

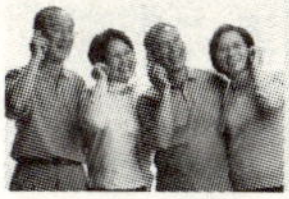

第八章 脑病防治

“科学就是整理事实，以便从中得出普遍的规律或结论”

——达尔文

我们在这一篇中要把最最常见的脑病的防治规律转化成大众语言奉献给读者，当然这只能是一鳞半爪，但我们追求的是读懂。

（一）神经科学研究的里程碑——谈多巴胺的发现及意义

在普通人看来，人的大脑中奥秘无穷。今年，随着诺贝尔生理学或医学奖的揭晓，多巴胺——一种隐藏在人大脑深处的“神秘”物质逐渐浮出水面。多巴胺是什么?围绕多巴胺的研究到底对人类治疗疾病有何影响?

多巴胺是二十世纪研究的最有成效的脑内神经递质之一。神经递质是由神经末梢释放出的用于传递神经信号的特殊物质，它跨越神经细胞间相互联系的“突触”间隙，将神经讯号传递给下一个神经细胞的“受体”，再通过“受体”这一媒介与神经细胞的电化学、代谢和基因机制联系起来，共同完成神经系统的复杂调节功能。

研究表明，多巴胺参与和影响脑及躯体的生理功能是重要而广泛的。它调控人类的运动功能，没有它的作用，人将寸步难行。人类的情绪和认识能力包括思想、感觉、理解和推理等都需要多巴胺的参与。性腺活动包括乳汁分泌，心血管功能、胃肠功能，调节眼球内压力和视网膜对视觉信息的传递等，都需要多巴胺发挥调控作用。不但如此，许多治疗疾病的有效药物也围绕多巴胺的研究而产生。如多巴胺和多巴酚丁胺用于治疗由于失血或感染等引起的休克；左旋多巴胺治疗顽固帕金森病；精神安定剂治疗精神分裂症；玛丁啉类治疗胃肠运动和排空功能减弱；多巴胺的桔抗药物治疗青光眼和脑垂体瘤等。

我们今天之所以对脑的奥秘能认识到较深的水平，应当追溯和归于神经生物化学的奠基人在二十世纪前期对儿茶酚胺类包括肾上腺素和多巴胺、乙酰胆碱，中后期对谷氨酸类和阿片肽类以及P物质等神经递质的陆续发现和研究。其中有关多巴胺的长期研究不仅造福于广大帕金森病和精神分裂症患者，更是阐明了人类的躯体运动和思维活动以及众多的生理功能都与多巴胺的存在有紧密联系，为揭开人类大脑支配躯体运动和思维活动的秘密前进了一大步。

据了解，诺贝尔生理学或医学奖获得者之一的瑞典科学家卡尔松于1958年首先报道了脑内多巴胺的存在，并阐明了人类生命所依赖的身躯活动与多巴胺的紧密联系，成为新兴的神经分子生物化学的基础。之后，奥地利的科学家又发现帕金森病的病因与多巴胺有关，但缺乏有效的治疗药物。1967年，发现左旋多巴胺治疗帕金森病，成为帕金森病治疗史上的里程碑。同时期又发现能阻碍多巴胺受体功能的精神安定药物，并成功地运用于精神分裂症的治疗。

（二）“三损脑络理论”是中医防治脑病的基础理论

随着国际性脑科学的发展，中国中医界广大学者发挥中医药优势，努力开拓中医脑科学事业。目前记者在中医脑病学术年会议上获悉，继中国工程院院士、中国中医研究院名誉院长王永炎教授提出“毒损脑络理论”并广泛用于临床取得显著疗效后，中国中医研究院程昭寰教授继而提出“瘀阻脑络”和“痰凝脑络”

的理论，合称为“三损脑络理论”，这一理论对指导脑病的防治将起到积极作用。

程教授指出：“三损脑络理论”是中医防治脑病的基础理论，这不仅确立脑病是“奇恒之府”，更重要是脏，是元神之脏，是至灵至静至净的纯阳之脏的地位，丝毫也容不得邪侵，邪侵则病。毒、痰、瘀是导致脑病发生的根本病因，在“三损脑络理论”指导下，治疗脑血管意外的各种后遗症、血管神经性头痛、脑积水、老年性痴呆、脑萎缩等均取得了确切疗效，深受患者的欢迎，而且也破除过去“呆补”、“纯朴”的不足弊病，从而提高疗效。

程昭寰教授是国家科技进步三等奖——《实用中医脑病学》课题主要负责人之一，王永炎院士对这一成果予以高度评价：“本书起到了奠基作用”，现代中医脑科学将在王永炎院士的指导下，程昭寰教授等组成攻坚小组，正进行更加有益的探索。我们相信，不久的将来，将有更大的突破。

（三）破译基因折叠蛋白密码攻克多种顽症

“蛋白质就是基因制造另一个基因方式，基因就是蛋白质制造另一个蛋白质的方式”(萨缪尔·巴特勒语)基因的复制和生存必须依赖蛋白质这个生命结构和发动机，同理，如果没有基因提供一种生命形式传宗接代，拥有一个蛋白质中结构的生命形式又有什么用处呢?

继脱氧核糖核酸的双螺旋结构以及它如何携代遗传信息的成果之后，又成功的包括血红蛋白(血液携带氧气)及肌红蛋白(肌肉中储存氧气)，形成了蛋白质三维定向理论。蛋白质的折叠问题，称为“遗传密码的下半部分”，它出了毛病，生命就受到威胁。

所谓的“折叠”，是指一个蛋白体会多次地自我扭曲，以扭转、旋转，结状和环状将自己包裹成一团，然后逐渐以三维形状静止下来，这一形状将决定其功能。

有的学者从x射线驱散到原子显微镜来攻克这一课题，因为用一个一维的排序来解决一个三维的形状，显然是不现实的。

北京中研中医脑病研究院的专家这样假设：运用多维方法(电脑、生物学、中医药学等)依据蛋白质的三维结构与折叠理论，采用高科技提取对应调节性草本药物蛋白展开对早老性痴呆、癌症、遗传性舞蹈病等治疗取得了可喜的成果。

（四）绝处逢生有希望——干细胞再造世界人的故事

正当人们欢呼人类基因组工作框架图宣告完成的时候，一个蓄势已久的“干细胞”狂澜也开始席卷而来。人们已预见到干细胞尤其是胚胎干细胞在医学乃至整个生命科学中的巨大潜势。科学家预测，如果此项研究进展顺利，那么在3至5年内将使肝病、血液病、糖尿病、角膜病、早老性痴呆症得到有效治疗。10年内，可以全面实施治疗性人体器官克隆，甚至实现人体器官模块化目标。干细胞生物工程为人类最终战胜顽症展现了新的曙光。

揭开“万用细胞”的神秘面纱

干细胞的“干”，译自英文“Stem”，意为“树”、“干”和“起源”。干细胞分三类：全能干细胞、多能干细胞和专能干细胞。全能干细胞可以分化成人体的各种细胞，这些细胞构成人体的各种组织和器官。受精卵便是一个最初始的全能干细胞，提取这些细胞中的任意一个置于子宫内，就可发育出一个完整的人体。全能干细胞在进一步分化中，形成各种多能干细胞。多能干细胞进一步分化成干细胞。后者只能分化成某一类型的细胞，比如神经干细胞可以分化成各类神经细胞，造血干细胞可以分化成红细胞、白细胞等各类血细胞。

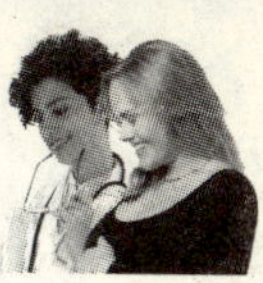

由于干细胞是未成熟细胞，未充分分化，具有再生各种组织器官的潜在功能，因此被称之为“万用细胞”。人们寄希望于利用干细胞在体外繁育出各种组织或器官，并移植来代替病变的组织或器官。如果有一天，人们在年老时能用上自己婴幼儿时期采集保存的干细胞及其衍生组织器官，那么人类长生不老的幻想就有可能成为现实。

最近，美国哈佛大学的科学家做了一个有趣的实验，研究者们首先教会两只鹦鹉唱歌，然后把其中一只鹦鹉的脑中枢神经破坏，这只鹦鹉就失去了唱歌本领，他们再把从另一只鹦鹉身上提取的干细胞注入这只受损的鹦鹉体内。不久，奇迹出现了，那只不会唱歌的鹦鹉又会唱歌了。

如果这项技术用来治疗人类受损的组织和器官，比如你的眼睛近视了或眼球受到了损害，那么只要从你的眼球内提取出干细胞，就可以使你的眼睛得以恢复。心、肝、脾、肺、肾有了毛病，只要将自己相应的干细胞注入体内，便可达到器官移植的目的。这样不但可以防止机体的排斥反应，还可以避免法律以及社会伦理方面的争议。

瘫痪的兔子也能爬行

几只瘫痪的兔子，经过神经干细胞移植，其肌力明显恢复，并且能够爬行。这是河南医科大学最近进行的一项科学研究，为瘫痪病人重新站起来带来了新的希望。

据主持这项研究的神经外科副教授杨波介绍，中枢神经细胞一直被认为是体内最难再生的细胞，当这些细胞受到脑外伤或其他疾病破坏时，常导致难以治愈的神经功能障碍，如瘫痪等。而神经干细胞则具有分裂增殖及多样性分化的特点。因此，通过培养神经干细胞并进行移植，可用于治疗多种神经系统疾病。

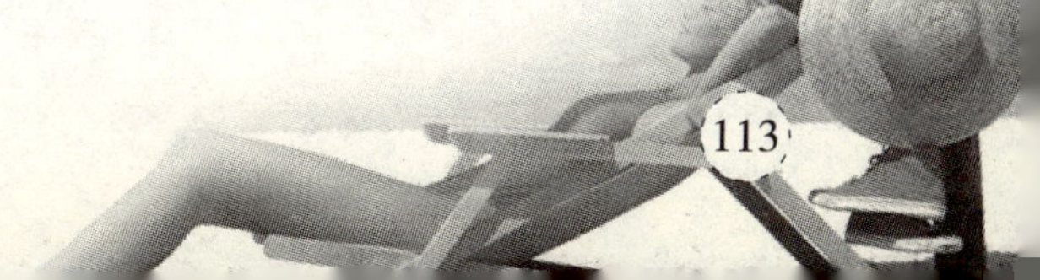

小朱力亚成了新闻人物

正当德国国内在对是否禁止胚胎干细胞研究争论不休之际，波恩的科学家就干细胞治疗遗传给出了一个鲜活的实例，成功地为一名未出生的男婴在母腹内进行了干细胞移植。波恩大学医院产科汉斯曼教授宣称，将来能以同样的手段治疗多种遗传性疾病，给婴儿以更多的生存机会。

朱力亚患有严重的免疫功能低下疾病，缺乏免疫细胞。科学家成功地用取自斯德哥尔摩干细胞库存的干细胞为其进行了细胞移植。一般情况下是在胎儿出生后采用骨髓移植法进行治疗，当一定的组织特征吻合后，才有可能成功，否则会出现排斥反应，但是，在出生前进行这种疗法，便不会出现这种外来组织排斥现象。

器官再生将梦想成真

晰蝎的尾巴被切断后会重新长出，蝾螈具有再生失去的手脚及眼睛的功能。即使体长只有1厘米左右的真涡虫，哪怕被切成0.2毫米见方的骰子状颗粒，照样能恢复到原来的形状。长期以来，人们一直认为除了皮肤、血液及骨头等极小部分之外，人类已经丧失了上述再生功能。

然而，自从美国科学家成功地分离出胚胎干细胞，掀起了一股世界性的人体再生医疗技术研究热潮。从理论上说，利用胚胎干细胞能够培养心脏、骨骼、神经细胞、血液细胞、皮肤细胞、角膜及眼球等各种组织器官，并用于置换人体内因疾病或外部损伤而丧失功能的组织器官。

再生医学中使用的干细胞，最为理想的是不会发生排斥反应的自身干细胞。目前，软骨、血管、心脏瓣膜、心肌、韧带、角膜、视网膜等组织的再生正在研究之中，部分已进入试验性的临床应用。一些较为复杂的器官，如肾脏、心脏等人类器官再生，由于目前受技术的限制，研究尚未起步。尽管如此，科学家们仍乐观地预期利用干细胞定制自身所需的组织器官，朝着再生医疗研究大踏步地前进。

（五）养护体内的“小精灵”

中国人历来讲究食疗进补，为机体衰退和病后康复补充营养。传统中药和保健食品塑造了中国人一代又一代的健康体魄和东方气质。在4月10日召开的第二届世界养生大会上，面向新世纪，台湾学者黄美涓教授对当代国人进补用现代生命科学做出了新阐述：现代人要学会养护自己的生命因子，适时补充，寻求外援，让机体内的“小精灵”充满生命的活力。

一类生命因子是荷尔蒙。荷尔蒙就像是人体的润滑剂，控制人体各类功能正常运转，包括生殖功能、免疫功能、新陈代谢等。如果体内任何一种荷尔蒙高了或低了，都可能造成身体机能出现异常，神经痛、疲倦、食欲不振、肥胖……荷尔蒙还是启动生理发育或衰退的时钟，青春期、更年期都会伴随多种荷尔蒙的大变迁，有的多了，有的少了，有的诞生了，有的消失了，然后才产生胡须、月经、情绪失控、头晕头痛等生理变化。如果身体内某种荷尔蒙分泌量明显降低而导致慢性疾患，科学家认为适当补充肯定“利大于弊的”荷尔蒙疗法效果立即明显，能够增加个人的自信心、恢复生命动力、改善情绪低落，还会切实改善体力和性能力。

女性在停经后科学补充天然荷尔蒙的雌性激素和黄体激素，能够增加骨密度、增加自信心、增加记忆力，并能降低心血管疾病。男性荷尔蒙最近才引起重视，四十岁以后适当服用，能够恢复体力、改善平衡感、增加自信心。

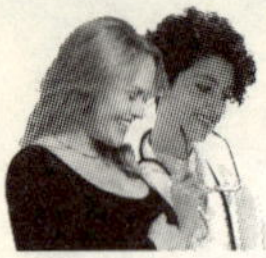

另一类生命因子是需要你留驻眼球的维生素。“维生素保健”是全球公认的最廉价、最风行、最方便的保健方法，在发达国家相当普遍。虽然科学家不断发现新的维生素和它们的新功能，维生素E、C、A和胡萝卜素总是最基本的。维生素C具有神奇的抗老化作用，对皮肤、骨骼、牙齿、食管、心脏和眼睛都非常重要。维生素A的缺乏会导致人体免疫力下降。维生素E可以排除体内的自由基，使细胞永葆青春。维生素A和胡萝卜素都有抗氧化作用。补充维生素C最好吃蔬菜和水果；补充维生素E要吃植物油、果仁油和鱼油；补充维生素A和胡萝卜素要多吃深绿色和黄色水果。

（六）脑中风防治

脑中风是一种严重威胁人类健康和生命的常见病，又称脑卒中。它包括：脑出血、脑血栓形成，脑梗塞和蛛网膜下腔出血，其中以脑梗塞最为常见。有关资料表明，脑中风在我国的死亡原因中居第二位，仅次于恶性肿瘤，北方一些城市已上升为第一位。我国发病率为120--180／10万，死亡率约为60--120／10万，也就是说，我国每年新发病例约105万人，每年死于脑卒中者近100万人，患病人数更是高达近100万以上。

1.突出三早

（1）早期检查，可以力求防止或推迟脑卒中的发生。这包括：定期进行体格检查，有危险因素请教专科医师予以指导治疗；戒除吸烟、酗酒、少运动等不良习惯；改善饮食结构，多吃蔬菜水果，低热量、低脂肪；适当增加活动，不宜过度肥胖；调整生活方式，劳逸结合，保证充足的睡眠；积极治疗，严格控制高血压病、糖尿病、高脂血症，定期专科门诊随访。

（2）早期发现对脑中风康复十分重要。早期中风的主要表现

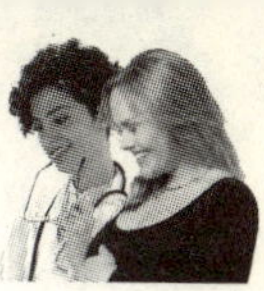

包括：

一侧面部或上、下肢突然感到麻木、无力、口角歪斜、流口水；突然说话困难，或听不懂别人讲话；短暂性视力障碍，一过性黑朦，视物模糊；突然眩晕，站立不能；突发对近事遗忘；出现难以忍受的头痛，症状逐渐加重呈持续性或伴有恶心、呕吐。

(3) 早期干预治疗：正确求诊是赢得抢救时机的保证。神经科医师经过长期的专业训练，具有比较完善的专科知识。医生们希望具有危险经历的病人能在神经科求诊，与专科医师保持长期的联络，在有条件的医院可以建立专病档案。这不仅在预防治疗期十分重要，一旦发生中风就更加显示其优越性了。九十年代国际上提出"超早期"溶栓治疗的概念，医生们希望脑梗塞病人在发病后3小时内就进入医院，及早使用爱通立(rt—PA)等溶栓药物，可使脑梗塞病人症状改善率达76%。

治疗脑中风的三步曲：

①溶栓神经科医生正在创新和推进一项抢救中风病例的最新疗法——将强效药物"普鲁激酶"注入脑动脉溶解血凝块，获得明显疗效。

57岁男子突发中风，大脑基底动脉血管被血凝块阻塞，不能呼吸、说话、行动，甚至不会眨眼。医生及时将细导管从腹股沟动脉逐渐送入脑动脉到达血凝块，开始滴注"普鲁激酶"。经过连续8个多小时治疗，溶解了约95%的血凝块，他恢复了自主呼吸。一周后他的左腿开始能活动，自己进餐，减少了语言障碍。中医的活血化瘀，也是颇好方法的。

②康复科学研究证明，成人大脑有再生能力，美国科学家针对中风后遗症，创新了"强制诱导运动疗法"，意在促进中风后遗症病例的受损与未受损脑细胞之间形成新的联接，有助于恢复

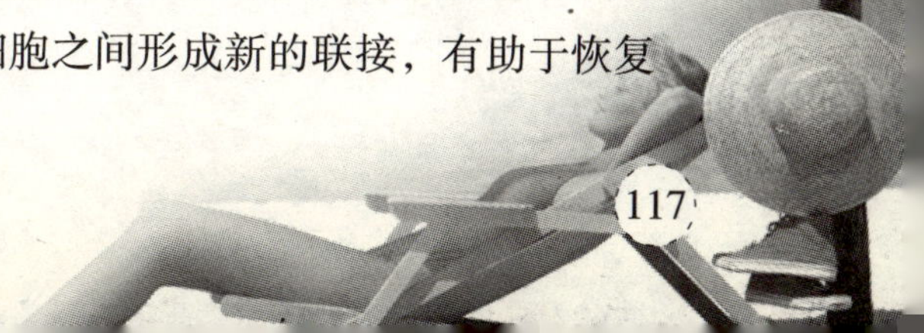

肢体功能。此项医疗技术要求中风后遗症患者每天坚持接受3小时语言、身体和职业锻炼；每日6小时参加肢体活动，持续2至3周。而以往的传统理疗仅局限于健全肢体、料理生活，却把残疾臂或腿撇在一边，不注意加强锻炼。

美国科学家指出，“强制诱导运动疗法”更新了观念，通过坚持运动与感觉促进康复。脑电图显示：脑神经线路被激活的脑区，比接受治疗前增加一倍。此外，科学家新发现，中风遗留肢体严重残疾患者坚持每天借助“机器臂”锻炼1小时，帮助测定和调整肢体的力度，由此取得的臂功能康复效应比传统理疗增加1倍。

③活血：保护和修复大脑细胞

GM是国际公认的神经损伤修复物质，美国科学家思拜斯关于GM对脑中风的研究成果开创了“神经可再生，神经可重塑”的新纪元。在临床上，急性期应用GM，可对抗兴奋性氨基酸毒性，保护大脑细胞，减少后遗症的发生；恢复期应用GM，可修复已损伤的大脑细胞，重塑神经网络，促进潜伏通路及休眠突触的活化，重组神经功能，以此攻克脑中风后遗症。如补阳还五汤等有很好的作用。

2.注重预防三高

高血压病一旦确诊，就应合理、有效地服药治疗，现介绍设备压用药4忌。

忌突然停药。长期服用降压药的高血压患者，如果突然减量或停药，可使血压反跳而引起一系列反应，称为降压药停药综合征。主要表现为血压突然急剧升高，头昏、头痛、乏力、出汗等。有的因血压骤升而并发心血管痉挛、心肌梗塞或脑血管意外而危及生命。这是由于长期服药使机体产生耐药性和依赖性，突

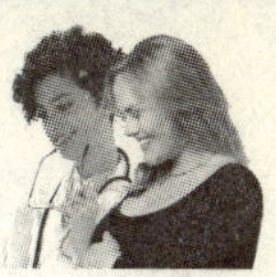

然停药而出现反射现象，血压反跳升高所致。

忌快速降压。血压降得太快太低，使脑、心、肾的供血减少，可诱发心绞痛、肾功能衰竭、缺血性中风等。因此服药时要严遵医嘱，不得擅自增加药量。

忌不择时服药。高血压患者以每天上午9—11时，下午3—6时血压最高，午夜最低。因此，研究发现把传统的一天三次服药法，改为在血压自然波动的两个高峰期前半小时用药，以便更有效地控制血压升高。轻度高血压病人忌睡前服药，中、重度患者入睡前只能服白天用量的1／3，而且应在睡前3—4小时服。

忌不定期检查。定期检查血脂浓度是以应用药是否合理的重要程序。有人认为，若治疗6周未见血脂升高，说明所用降压药安全、合理、有效，可继续服用，否则就换用其它药治疗。

(2) 高血压凝度、高血脂的防治 (见十一高脂血症一脑病杀手)

(七)脑肿瘤可治——不可怕

颅内肿瘤系指生于颅内的脑瘤。婴幼儿的颅内因骨缝未闭合前有一定的伸缩性，但在成人则非常固定，且没有伸缩性。颅腔生长肿瘤，只能挤压、推移正常脑组织，导致颅内压升高。头痛是颅内肿瘤出现最早和最多的症状，见于82—90%的病人，程度较剧烈，开始为阵发性，早晨和晚问出现，继而加重而为持续性，一般止痛剂无效，脱水剂治疗明显。祖国医学认为，本病属脑瘤病变，究其病因病理，不外邪毒蕴于脑及精血不荣于脑两种，因毒邪入脑不散，日久成气滞、血瘀、痰凝、湿阻，瘀而不去，结而成瘤；脑为髓海，无论何种原因导致的精神不足，可使脑髓失养，脑髓失养，进而促进脑瘤的生长。总之，外因是变化的条件，内因是变化的根据，外邪与内伤多相因为病。现代医学认为颅内肿瘤的病因尚不清楚。目前多数学者认为，由于神经组织中某些刺激因素所激活，导致异常的生长和发展。各类颅内肿瘤因生长部位和性质的不同而有不同的病理特点。但无论如何，本病一般先出现肿瘤局部症状，继而出现邻近神经受损的表现，至后期出现颅压增高症状和隔离状。西医对颅内肿瘤的治疗，由于手术切除的不彻底、较复杂，化疗的毒副作用大，加之价格昂贵，又有一定的危险性，伽玛刀治疗存在定位困难等特点，使得患者不易接受。因此，探索中医药对颅内肿瘤的防治规律显得十分重要与迫切。中医在长期临床工作中摸索出一条独特的治疗方法，取得较好疗效，今介绍如下：

脑肿瘤，是危害人类健康的大敌，是一种疑难病。脑肿瘤的发生，其主要原因为人体正气不足，或为肾精脱、髓海虚；就外邪而言，主要关乎客邪胜和经气厥，使痰瘀之邪上蒙清窍，日久则成积成块，阻塞脑窍，危及生命。我们把脑肿瘤粗分为邪毒蕴脑和脑络失荣二型，前者用清脑灵方以祛邪，后者用养脑灵方扶正，虚实挟杂者合而用之，采用辨证论治与辨病论治相结合的治疗方法，从补肾益髓、醒脑开窍、化瘀涤疾入手，攻补兼施，痰瘀同治。经十多年临床使用，均取得较好的疗效。

（八）帕尔金森有望得到满意治疗

人们只要稍加留意，不难发现在众多的老年人中不少人有一些奇怪的表现：起初，他们的动作日见迟钝起来，往往难以完成精细的动作，譬如穿针引线等。逐渐地，他们连写字也愈来愈困难，哪怕原来是书法家。不但写得慢而且写得歪歪扭扭，更有甚者，字越写越小，医生们将此现象称为“小写症”。更令人提心吊胆的是，他们走路似乎很慌张不但呈小碎步，而且前冲后倒地越走越快。正如开快车那样，他们不能立即停步或转变。当然，随着情况的发展，他们非坐轮椅或靠他人扶持不能外出了。

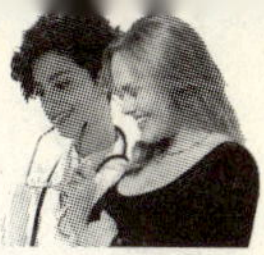

此外，这种老人还有让人见后难忘的几种现象。其中较突出的是，他们的手指会不断地颤动，医生们将它叫做“静止性手指震颤”，大约每隔4–8秒钟，其手指即呈现不自主地“搓丸子样”动作，该症状在情绪激动或疲劳时加重，在主动运动或睡眠时消失。还有，这些老年人多缺乏表情，把他们形容为“面具脸”或许不够礼貌。

那么这是什么病呢?这是称之为帕金森病的中枢神经系统变性疾病。其实，这种病并非出于手、脚或是面部，它主要是源于大脑中称为中脑黑质与纹状体的区域，是那里的神经细胞发生了变性、凋亡，使得神经细胞数目明显减少，相反地，一种主要起支持作用的称为神经胶质细胞却增生起来，并且取而代之。这样使得神经细胞与神经细胞间、神经细胞与靶细胞，如四肢的肌肉细胞、面部的“表情肌”细胞间失去了应有的联系与相互调控，于是发生了上述的一些怪症状。

当今对帕金森病的治疗有不少途径，如药物治疗、手术治疗、物理与心理的治疗等，但由于其主要病变在于有关区域脑细胞的死亡，上述治疗未能使死亡的脑细胞复活，因此疗效往往不尽如人意。还是祖国医学讲得对，“治病必求其本”，要想根治帕金森病看来应当使神经细胞再生。虽然医生们已想到这一点，也已用诸如肾上腺髓质细胞或胎儿脑细胞移植来治疗，但迄今效果并不十分满意。

最近，科学界传来了令人鼓舞的消息，即用胚胎干细胞(em-bry-onic stem cell,esc)移植可以获得十分满意的疗效，至少这在小鼠实验中得到证明。

什么是esc呢?讲得简捷一点就是极早期的胚胎细胞，也就是当一个受精卵至多发育到16—32个细胞时期的胚胎(桑椹胚，的细

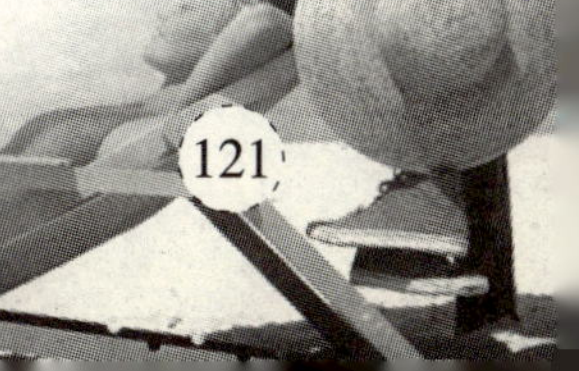

胞。这种细胞可以向各种方向发展而成为各式各样的细胞，科学家将这种性质称为细胞的“全能性”。因此，若将它们移植至中脑黑质纹状体时，它们便可随“环境’而成为适得其所的成熟神经细胞，并且开始分泌神经细胞间、神经细胞与靶细胞间通讯联系所必需的神经递质，恢复中枢神经系统对机体运动的调控，治愈上述的各种症状。

帕金森病是严重危害中老年人的一种疾病，esc移植目前虽然只在动物实验室取得成功，相信经科学家们的努力，在2l世纪初必将为人类帕金森治病治疗带来福音。

研究表明，缺乏神经生长因子(NGF)的营养支持是神经元退行性疾病发生发展的重要原因。日本宝酿酒公司研究报告，中药当归中的有效成分能使神经生长因子增长15-20倍。另有报道，中药牛膝的活性成分N42-A是神经元介导NGF诱导轴突生长的特异受体抑制剂，不仅对NGF及其受体过度表达所致的神经系统肿瘤的防治具有潜在的应用价值，而且对神经元退行性疾病防治药物的开发研究具有十分重要的意义。霍玉书等对中药鹿茸进行提取、分离，得到分子量在一万以上的蛋白质肽类物质(组分A)，应用细胞调控因子活性的测定方法，发现鹿茸组分A具有神经生长因子样(NGfs)及促(肿瘤细胞)分化因子的作用。

在药物治疗中，中药(如补益气血药、活血化瘀药、清热化痰药)具有毒、副作用小，可以清除超氧自由基，对神经细胞有保护作用等优点，并且其对神经干细胞的影响也逐步受到重视。但因中药成分复杂，作用机制不明了，故其应用及研究受到限制。有研究表明一些中药的有效部位对神经调控因子有一定影响，甚至有调控因子样作用，而调控因子不能通过血脑屏障，直接注入脑内又常会对含有不同受体的特定神经元群带来不良反应。因此，

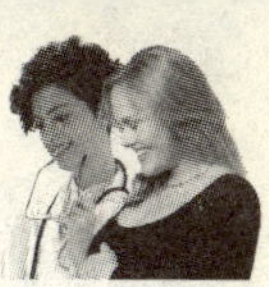

若能将今后研究的重点放在中药对神经干细胞的分离、培养及移植等机制研究方面，将会对治疗帕金森氏综合症开创更为广阔的天地。可以设想：如果中药的有效部位或成分能通过血脑屏障，促进神经干细胞在体内增殖，并能影响分化成特定神经元，同时抑制免疫排斥反应，那么，在中枢神经系统疾病治疗上，中药与神经干细胞将占主导地位。

解析帕金森症

帕金森症系一种进行性中枢神经系统变性疾病，又称震颤麻痹，常见于60岁以上的老年人。随着人类平均寿命的延长，本病的发生率也随之增加。我国的发病率为57／10万人口，60岁以上人群年发病率为1%。我国帕金森病患者达百万。其病因是大脑嫩纹状体——黑质系统受累，与黑质、蓝斑、迷走神经背核等具有色素细胞部位产生的多巴胺减少有关。60年代迄今应用左旋多巴制剂，作为多巴胺替代疗法取得较好的效果，对改善临床症状、增加脑力多巴胺含量均有较好效果，并可延长病人寿命改善生活质量。

本症病人切勿终日枯坐在家，限制活动会加速“僵硬”发生。饮食须均衡，但应限制维生素B_6摄取(每日5毫克以下)，因B_6含拮抗左旋多巴的疗效。频尿者晚餐后应减少喝水次数。便秘为本病常见症状，应保持每天身体活动量，增加粗食，养成每天排便习惯。

帕金森病患者：坚持住!

帕金森病作为第四大常见的老年“神经变性”疾病，和早老性痴呆症一样是最令人可怕的。40岁以上的人发病率为千分之一，65岁以上为1%，平均发病年龄为57岁。

男女患病的几率差不多。与早年患帕金森病的人有血缘关系的人发病可能性更大。研究显示，欧洲裔美国人比非洲裔或亚洲裔美国人更有可能患此病，偏远地区的发病率也比较高，尤其是饮用井水和使用杀虫剂的地方。而另一方面，适量的咖啡因似乎能降低患帕金森病的几率，所以应喝点咖啡或茶。

症状　对帕金森病并没有特殊的检测法。不过，典型的症状和体检足以使医生进行诊断。

这种病的初期症状是手、臂、腿部依次轻微地颤抖。一段时间后，患者感到肌肉开始强直僵硬，以至行动缓慢费力，面部开始缺乏表情，声音低而单调，时有停顿和口吃。

帕金森病患者行走比较困难；步子很小；行走时手臂贴在腰间不会摆动。患者的平衡较差，以至起步走路时经常像奔跑以防止摔倒。他们的字迹很小，较难辨认。在说话、吞咽和睡眠方面都有困难。许多人会变得极度抑郁，约有一半人后来会像早老性痴呆症患者一样精神错乱。最终有许多患者完全依靠他人照顾。

治疗帕金森病的常用药物是同时服用卡比多巴和左旋多巴(也叫心宁美)。最新的治疗建议是，在开始服用心宁美之前先使用多巴胺药物。这样可使多巴胺的效果更好，还可以少服左旋多巴，避免它的副作用。

新手段　值得庆幸的一点是，帕金森病的发展过程往往是不规律的。患者在患病多年后症状可能也不会恶化。所以，如果有人患了帕金森病，千万不要放弃。目前最有希望但也有争议的是基因和干细胞疗法，同时还有利于胚胎细胞移植产生多巴胺。

同时，在药物无法减轻震颤、肌肉僵直和行动异常的情况下，医生可以通过给病人做脑部手术来减轻症状。另一种方法叫

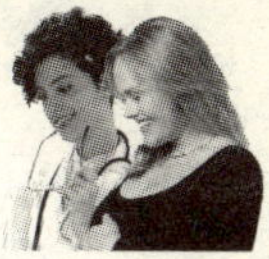

深层大脑刺激(DBS)，即通过连在锁骨皮肤下、由电池组供电的电极将高频电流送入大脑。这种方法不伤及组织，电刺激的强度也可进行调节。但进行手术和DBS的病人仍需要继续服药。

自己能做的　在服药的同时，病人还应该照以下几点去做，尽可能维持正常的活动：

锻炼。要积极活动，维持肌肉和健康的循环；注意饮食；要防止体重波动过大；将食物切成易嚼的小块再吃；多吃纤维类食物，每天至少喝8杯水以防便秘。一旦发生便秘，使用温和的轻泻剂；含硬糖或嚼口香糖来减少流口水的症状；改变生活方式。使用无绳电话、扬声电话或耳机，这样可以不用手拿听筒。在家里安装内部通话设备或用步话机保持联络；睡觉时如果上下颌容易咬紧，应找牙医配戴保护器，以防咬到舌头；穿尼龙搭档的衣服。必要时请使用手杖，看上去会很优雅。

（九）快速简捷治疗脑积水

病例：张健，男，48岁，吉林省石油总公司白云分公司。CT及核磁检查报告，各脑室均匀增大，先后两次行V—P分流术，不见好转，诊为梗塞性脑积水，常见后颅窝及整个头部沉发胀，浑身感觉不适，无力，行走不踏实，外出运动一小时即感左右疲乏，头不能转动，有时干呕腹部不适，自从程昭寰教授诊治，服药10个月病情完全好转。患者的爱人王晔来信称："代表全家再次感谢程教授的高超医术，真是治好一个病人幸福了我们全家，""目前已基本上好了能上班，头一点都不沉了，腿也不软了。"

脑脊液循环通路的阻断是脑积水的最常见原因，发生在脑室系统的阻塞，造成阻塞以上的脑室扩大，称"阻塞性脑积水"或"非交通性脑积水"。脑脊液循环在脑室外受阻而不能流至脑池及积水。它的主要症状和体征为颅内压增高所引起的。造成积水的

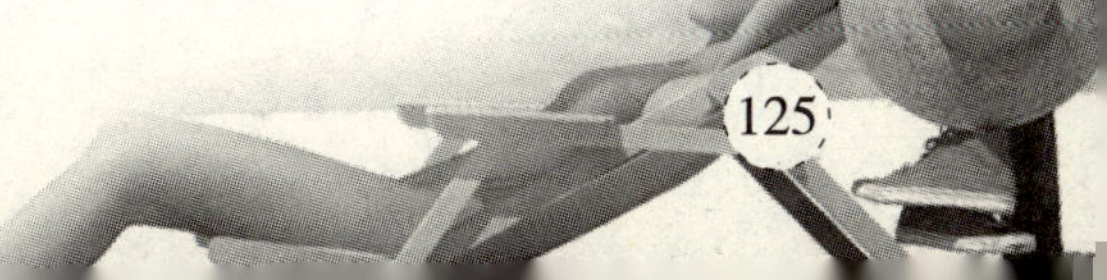

病因主要是各种疾病晚期使人体内营养不良、蛋白质缺乏、内分泌失调导致多余流体无法排出体外而存积于体内各个部位。中医理论则认为：积水是由肺、脾、肾三脏功能失调，使肺无法宣化水分、脾无法运化水分、肾无法气化水分，导致液体排泄停滞形成积水。中医治疗脑积水多从治肾入手，佐以健脾利水或活血化痰等法，并结合其他它疗法及中西医综合疗法辨证治疗，取得一定的疗效。

脑积水的成因有四：

（1）高热大病之后，肾阴耗损，水不胜火，火气上炎，蒸灼脑髓；

（2）由于肾主水，肾虚不能化水，水液上聚于颅脑；

（3）肾为气之根，肾虚则气化，以至清气不升，浊气不降，停于颅内，久积成痰，阻塞窍络，以致虚中挟实；

（4）肾虚，水不涵木，肝木失荣，肝风内动。故治疗从痰、从瘀着手。

本病多为风邪挟水上犯于癫顶，水积于颅内发为脑积水。水积于颅内则阳气不能上会于头颅，所以患儿烦躁起急，日久则智力低下。严重则天柱难支，头倾视深而难于救治。治宜熄风通络，开其阴结，通其关格，导水下行，则积水得以清降，清阳得以上升，疾病可愈。

程教授认为脑积水主要是二个病理环节，其一“脑系”寒凝，寒凝气滞则水停，温经脉佐以利水其是最重要的环节；其二，水停则气瘀滞而阳亦衰，所以温阳利水是重要法则，佐以化气利水。无论是阻塞性脑积水，非交通性脑积水或交通性脑积水，动用本方治疗有效果。如静泊湖发电厂工程师桂金山因中导水管阻塞而眩晕欲跌数月，经用上法治疗一月痊愈。

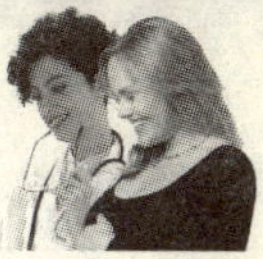

（十）关爱老人，防治痴呆

根据近几年的流行病调查显示，北京市老年痴呆症患者占60岁以上老年人约“占”4%。虽然低于欧美发达国家6%至10%的比例，但随着我国人口平均寿命越来越长，老年人口占人口比重的增加，老年人患痴呆症的人数会越来越多。

1.预防为主

包括阿尔茨海默症在内的老年性痴呆目前还不了解其致病的原因及影响因素。国际医学界流行的看法认为，铝制品使用过多造成的铝摄入量较高，受教育程度及勤用脑的程度，脑外伤及遗传因素都有可能对老人造成影响。老年妇女是老年性痴呆症的高发人群，因为她们受教育的程度低，从事家务劳动多而脑力劳动相对较少，寿命相对男性又长。所以老年妇女应该最受关注。

由于老年痴呆症是一种逐渐变化、加重的疾病，在得病的初期很难引起家里人的注意，反应也是日常常见的，比如，丢三落四、做事转过身就忘，所以不容易引起人们的重视，总觉得是老了、不中用、记忆不好而被忽略。直到性格发生明显变化或是行为怪僻才让家人觉得不太正常，需要去看医生。这时已进入病情的中或重度，没有什么行之有效的方法或药品可以治愈了。

所以老年痴呆症重在预防。平时老年人就要注意多动脑，勤记事，别让大脑闲置而“生诱”。参加社会活动，和人交往，有自己的朋友圈。另外，对身体的其它疾病也不要等闲视之，比如贫血、甲状腺疾病、缺乏维生素等，因为这些都有可能对大脑造成损害，引发病变。家人也该对老年人多加关心，不仅可以减少老人的孤独感，更有利于早发现、早治疗。

2.重视治疗

(1) 治疗老年性痴呆新药安理申

安理申是由日本卫材株式会社研制开发的一种高度选择性的、长效的、可逆性的治疗轻到中度阿尔茨海默病的乙酰胆碱酯酶抑制剂，具有有效性、安全性高、服用方便等特点，通过抑制脑中乙酰胆碱酯酶的活动而增加重要的神经递质——乙酰胆碱的浓度，从而改善老年性痴呆患者的记忆力下降、生活能力减退等症状。安理申于1996年首先获得美国FDA和英国MCA的批准，目前已在全球40多个国家和地区上市。

(2) “明智合剂”治疗早老性痴呆也有很好疗效

无论是弥漫性大脑萎缩或是脑叶萎缩，除中枢胆碱能系统功能普遍降低为直接原因外，间接原因多为脑梗塞或高脂血症，引起脑细胞合成各种酶和神经传导递质的量减少。北京中研中医脑病研究院的科研人员一扫过去补肾填精的呆板方法，而运用“明智合剂”治疗，从而使患者行为、记忆力、头晕、性格、智能方面的症状均有显著改善。有的能达到临床基本治愈。该方不仅能增加皮层和海马乙酰胆碱的含量，改善学习记忆力的功能，而且对神经生长因子受体结合有不同程度的促进作用。如：

刘XX，男，80岁，经用日本长谷川氏法检查及CT检查，诊为早期老年性痴呆，思维迟钝，记忆力极度下降，尤其是近期记忆，每晚如夜游，必起床行走，经用“明智合剂”，每疗程30天，每天分早、晚各服1袋，二个疗程症状基本消失。

3.现代研究动态

(1) 新流行病说国外科学家们发出警告：老年痴呆症将成为21世纪人类社会的流行病。老年痴呆症的发病率：65岁以上是

5%，70岁以上是10%，80岁以上是30%，到了85岁以上则高达40%。

发生老年痴呆症的病因，目前尚未清楚。研究发现与多种因素有关，如遗传因素、饮食中铝含量高、胆固醇高、高血压、动脉硬化、糖尿病、中风等疾病因素，其发病还往往与受教育程度低，不爱动脑子、性格内向不愿与人接触，及不良生活方式如嗜酒等有关。此外，妇女在更年期后雌激素水平低等也会造成痴呆。

老年痴呆开始表现为记忆力越来越差，对平常喜爱的活动丧失兴趣。继而无法认识亲近的朋友和家人；人格发生改变，开朗的可变得抑郁或自私、暴躁；忘记怎么穿衣、刷牙等日常活动。最后吃饭和吞咽困难，生活不能自理。

防止老年痴呆，应做到早期发现、早期诊断、早期干预。注意合理饮食。鱼类含有丰富的卵磷脂，对防止大脑的衰老有很好的作用；蛋类、瘦肉、菌菇类食品对增加抵抗力、提高记忆力都有帮助；富含维生素的各种食物包括水果和蔬菜等，可以改善大脑细胞营养和延缓大脑细胞衰老。此外，铝过度摄入也是重要的致病因素，因此应尽量少用或不用铝锅。

(2) 防治新说

①保护好牙齿。

研究人员发现，青年时期缺牙不补，易患早老性痴呆。有力的咀嚼不仅能防止大脑老化，还能维护全身健康。老年人要多参加一些社会活动特别是文体活动。要勤于用脑。要及时治疗疾病，预防因高血压、糖尿病、中风等疾病引起老年人痴呆症的发生和病情恶化。

②降压药可防痴呆症。

法国医学研究人员在《柳叶刀》医学杂志上发表研究报告

说，用于治疗老年人高血压的药物，也可以用于降低老年人患痴呆的可能性。

巴黎布罗卡医院的弗朗索瓦丝·福雷特教授和她的同事们对欧洲19个国家2418位患者进行的历时9年的跟踪观察证明，抗高血压药物与降低患痴呆症的可能性之间存在联系。

研究人员在谈到这项研究结果时说，高血压患者连续5年服用抗高血压药物，可使患痴呆症的可能性降低19%。高血压可增加老年人患痴呆症的危险。服用抗高血压药物的患者，随着血压的下降，患者的精神状态也略有改善。

研究人员说，尽管痴呆症并不是简单地通过服用降压药物就能预防，但是，随着人们预期寿命的延长，这项研究结果对于公众健康可能具有重要意义。

目前，全世界约有1800万人患有痴呆症，其中1200万人生活在发展中国家。据估计，至2025年，全球痴呆患者将会增加至3400万人，其中大部分来自人口大国或地区，如中国、印度、拉美地区。

③老年性痴呆是痴呆症中最常见的类型。

痴呆是一种进行性、退行性脑病综合征、表现出记忆、思维、行为和情感的损伤，最终都会丧失生活自理能力。目前，痴呆尚无根治方法，但可获得一定程度的改善。

痴呆症的病因大致可分以下4种：由于脑组织的异常退行性改变所致的老年痴呆，占痴呆症的50—60%；各种脑血管病对脑组织的破坏所引起的血管性疾呆，是痴呆的第二大原因；与大脑神经细胞内异常蛋白质的沉积有关引起的称为路易体痴呆；与大脑额叶的异常改变有关引起的称为额颞叶痴呆。

老人容易忘事，或变得唠叨不停，并非是年纪大了以后的一

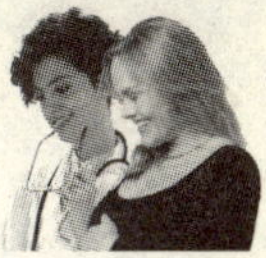

种正常现象。年纪大了也不意味着记忆力就一定会减退，在某些情况下，可能是痴呆的早期表现。年龄增长是痴呆的一个重要危险因素，但不是唯一的原因。据统计，在80岁以上人群中，约有20%人患有痴呆症，这意味着有80%的老人没有患上痴呆病。其实不论年轻还是年老，任何年龄段出现记忆力障碍都是不正常现象，应当进行检查，找出原因。随着年龄增长，记忆和反应速度可有轻微减退，但通常不会影响到日常生活与活动。

④早期治疗

如果发现家中老人有如下一些症状，应及时到医院就诊，判断老人是否患了痴呆症。如记忆力减退；难以胜任熟悉的工作；出现语言障碍；时问和地点定向障碍；判断力变差；理解力或合理安排事物的能力下降；常把物品放错地方；情绪或行为改变；人格改变；丧失兴趣和积极性，即主动性丧失等。

对于老年性痴呆(也称阿尔茨海默病)的发病机制，目前虽尚不清楚，但与疾病紧密关联的是产生乙酰胆碱的神经细胞逐渐减少，而这正是一种负责记忆和学习的重要神经递质。通过抑制乙酰胆碱脂酶的活动，就可以增加脑中的乙酰胆碱的浓度，从而改善人们的记忆和智能状况等。目前世界上广泛应用的治疗老年性痴呆的药物，是由日本研究开发的药物“安理申”，该药已在世界上50多个国家上市，其疗效已被世界上不同国家进行的大量的临床试验所证实，能显著改善病人的认知能力(包括记忆力、定向力、注意力及语言能力等)、日常生活能力和行为症状等，很多病人服用几周后就可能取得明显效果。停药治疗后，其疗效会逐渐减退，但病情不会突然加重。国外进行了为期5年的临床试验结果显示，长期服用不仅有效，而且安全。

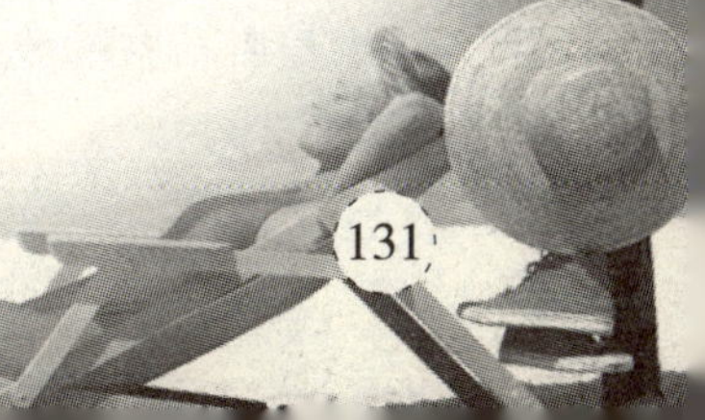

（十一）高脂血症——脑病杀手

血液流变学是一门崭新的学科，它专门研究血液在人体血管内是如何流动的，有哪些因素会妨碍血液在人体血管内流动。“血流变”检查的核心是血液粘度的高低，通过检查全血粘度、红细胞休积、血浆粘度、纤维蛋白红细胞变形能力五项主要指标，确定血液粘度是否增高或降低，如增高就称为高粘滞血症，如降低就称为低粘滞血症。许多疾病都是人体内环境“污染”的结果。如：中风、冠心病、心梗等都与血液粘度增高密切有关，特别是中风患者在发病前就已经出现血液粘稠度增高或降低。

据研究和报导：黄酮类物质早引起了国内外医学界的广泛重视，在哪里获得这种称为“血管清道夫”的物质？日本昭和医院大学教授、东方中央医疗理事会长木下繁太郎在《蜂胶的惊人药效》一书中指出，蜂胶的成分具有强烈的杀菌作用，其中的黄酮类能净化血液，强化细胞膜，促进细胞的功能，使之发挥功效。此外，黄酮类还有镇痛、止血、消炎等作用。有些黄酮类化合物对抗血小板聚集，促进血液循环。黄酮类化合物的抗菌、抗毒素、抗氧化作用，能够净化血液，减少自由基的损伤，预防过氧化脂质形成，排除体内毒素，被誉为“微循环的保护神”。常食蜂胶等富含黄酮类化合物的食物，可以防止血管硬化、改善微循环、祛病强身，并使肌肤细腻，青春常在。许多用于活血化瘀类的药物也含有黄酮类物质。

目前许多专家认为，中风病的病理改变主要包括三方面：动脉硬化、血压增高及血粘度异常。按目前医学水平，已硬化的动脉血管很难再“变软”，而血压经过治疗可以控制在正常水平，于是血粘度的改变成为治疗中风的焦点。中风患者的血液往往像

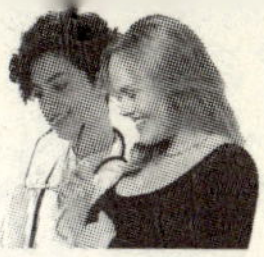

冬天快凝固的菜油一样不易流动，血液流动缓慢造成脑供血不足。脑是全身最重要的器官之一，需要充分的血液供应。脑的重量仅占人体体重的2—3%，但是它所需血液供应量却占全身血量的1／5，如果心脏的排血量每分钟为5000℃，其中，就有1000C.C是供应脑的。如果得不到充足的血液供应，脑细胞就会受到损害，就会发生中风。据研究，约3／4的中风患者(脑血栓)血液粘度增高、约l／4的中风患者(脑溢血)血粘度减低，因此，清理内环境最好的办法是增强血液循环，“流速加快”血管就会软化。

北京中研中医脑病研究院的专家们，采用理气活血的原则佐以排毒，组成了“血府平安汤”，治疗各种高粘滞血症或低粘滞血症1000余例，不仅使人体内环境洁净，而且对预防心脑血管病的发生起到了积极的作用。

大脑是人体器官的重中之重，脑中风、头晕、耳鸣、老年性痴呆无不与大脑有关。这主要是由于头部血管复杂交错，微血管繁多加之大脑新陈代谢活动量大，如产生的废物不及时清除，沉积在血管壁上，微血道被阻塞，就会引起脑梗塞、脑出血、头晕头痛耳鸣、老年性痴呆等疾病。

由德国威玛舒培博士药厂生产的改善头部微循环供血新药——“金纳多滴剂”在治疗脑中风，头晕耳鸣、老年性痴呆引起的记忆力减退，性格改变等方面取得了突破性的进展。

心脑血管病的病理基础是动脉粥样硬化。动脉粥样硬化是由于脂质代谢失调，在动脉壁内膜形成分散的粥样斑块，逐渐导致血管壁垢厚变硬、失去弹性和管腔缩小，以致形成血栓，最终造成血流中断，相关器官发生缺血甚至坏死。当动脉粥样硬化发生于心脏的冠状动脉时，则可引起冠心病，出现心绞痛

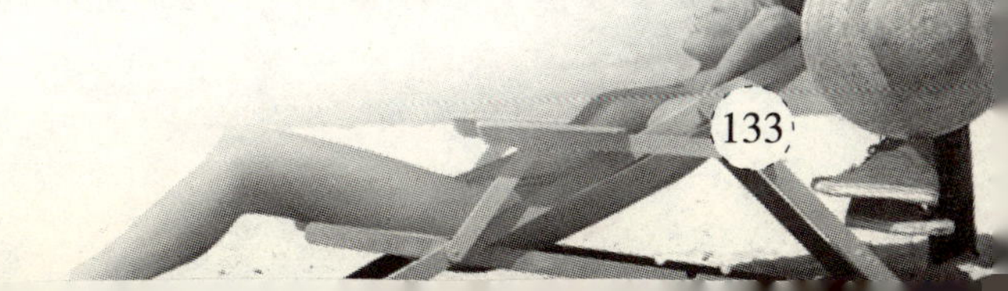

等症状，严重者可出现心绞痛、心肌梗塞。当发生于脑血管时，患者可出现脑萎缩、脑血栓形成，也可因脆性增加导致血管破裂，发生脑出血，导致患者死亡或者是瘫痪。而中风瘫痪病人因大脑神经细胞机能受损，解决的最好办法是重新激活受损的神经细胞，但是神经细胞用以向外传导神经冲动的轴突只在胚胎发育阶段生长。所以多年来，科学家们一直在努力寻找一种既能修复血管、净化血液，又能激活受损神经细胞的办法……

中研中医脑病研究院创造的“血府平安汤”能让神经细胞再生、净化血液、修复血管，符合整体的三步治疗理论。

通过大量临床实践应用证明，一、对心血管系统：促进自身合成血和保护因子——高密度脂蛋白(HDL)起到软化血管、降低血管脆性、彻底保护血管壁、保护心肌、血管超氧化物岐化酶(SOD)的活性的作用。二、对血脂作用：可降低血清总胆固醇、甘油三酯及低密度脂蛋白，坚持服用，动脉斑块面积缩小，直至消失，可明显逆转动脉粥样硬化。三、抗凝血作用：有抑制血小板聚集和增强纤维蛋白溶解作用，明显抑制血栓形成，强效溶栓。四、对缺氧耐受能力：能提高耐缺氧能力，对缺血缺氧后的脑神经元及心肌细胞变性有强力的保护作用。

（十二）捕捉脑细胞微变

科学家们已经找到了追踪活鼠单个脑细胞细微特征的方法，从而可以瞥见大脑是如何形成记忆并对自身经验作出身体上的反应。

脑细胞是通过一种叫突触间隙的小间隙传递神经信号的。这些神经信号到达突触前膜方向移动并在接触到前膜时融入前膜，突触小泡中的化学物质即神经递质经扩散作用，通过突触间隙的神经介质被突触后膜上的受体分子捕获。在这两项研究中，研究人员跟踪了突触间隙形成和消失过程。

研究人员是用专门培育的实验鼠跟踪突触间隙变化过程的。这种突触间隙还不到人类头发直径的二十分之一。他们是利用激光和电子显微镜通过植入实验鼠头盖骨的窗口(或者说通过在头盖骨上钻的小洞)进行观察。

在瑞士洛桑大学进行的一项研究中，研究人员夹住实验鼠的触须，观察接收触须传来的信号的那部分大脑变化。研究人员报告说，在夹住触须两到四天后，在那个部分形成和消失的突触间隙已经形成，而另一些突触间隙被毁掉了。

在纽约大学医学院单独进行的另一项研究中，研究人员发现这种突触间隙的生存时间比洛桑研究小组发现的要长得多。他们还发现了单个突触间隙形状变化的证据，这种变化可能是一种提高突触间隙效率的手段。利用中药来改善突触小泡中的化学物质的神经递质的扩散作用，并进而调整突触间歇形成和消失的过程，从而提高记忆，已有了很好的苗头。

（十三）中风后遗症要慎用再造丸等温热类中成药

1.防治中风“三要”

由中国中医研究院基础理论研究所主持在井冈山召开的第二届脑病学术研讨会指出：由于脑血管意外(中医称之为中风)已被称为第一“杀手”，尤其是后遗症患者的康复和预防再复发十分重要，在冬春——脑血管意外高发季节。中风患者慎用再造丸等温热类中成药，以免贻误病情。其一，北京中研中医脑病研究院的专家首先指出：中风急性期多风、火、痰、瘀交结为患，患者亦多兼阴虚阳亢，必须慎用温热类中药，即使后遗症时由于淤血未化，痰火未清，亦当慎用。古医书《知医必辨》云：“论类中风不可妄用再造丸”中指出：用再造丸、活络丹方，因其性温，

“恐养阴不及，反耗其阴”，也就是说温补香燥之品反而耗伤精血，并发出“再造丸之害”可致“终年卧床不起”。其二，根据毒损脑络，瘀阻脑络，痰凝脑络的“三损脑络理论”，应采取有开有合，以开为补，以补为开，不凉不暖之方，养血解毒祛痰之法，于平淡之中而显奇效。切切不可人云亦云，妄用温补。

治疗脑血管后遗症独具“特色”，98%以上的患者在急性发作后之后遗症有不同程度的毒损脑络，瘀阻脑络，痰凝脑络所致，反对使用大活络丹等温热燥类药物治疗，以清化、活化、通下为主要治疗原则，如：凌X X，男，58岁，山西大同人，来京探视，住门头沟，患脑血栓形成后遗症右半身偏瘫三月余，经服药月余，肢体功能完全恢复，运动自如。

2.留心中风七大预警

中风之前，有没有什么预兆?其实很多疾病的发生，都有其因果关系和预兆，中风亦然。表面上看，中风似突然而来，实则它在体内病理变化上，已酝酿很久，也就是说，大多数疾病的发生，往往是日常生活上长期错误的累积所得到的结果。

中风的预兆，只是发病前的警讯。根据前人的经验，结合临床所见，中风在发作之前，常有如下的征兆：

(1) 头脑昏胀：突然失去记忆力和鉴别力，神智恍惚，原有高血压的患者可能血压急剧升高。

(2) 语言不利：舌头僵硬难言，说话不能连贯，截头断尾，语无伦次，但无其他精神状况。

(3) 两眼炫花：眼前常见旋风样东西旋转，或两眼结膜（眼白处）微血管曲张，一侧或两侧眼皮时时抽动。

(4) 有时鼻孔出血，口角不自主流涎沫，上嘴唇有时不自主地抽搐或麻木。

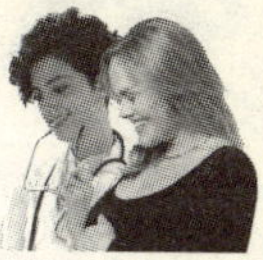

(5) 张口不灵活，吞咽食物作呛，咀嚼食物牙关发紧，不听使唤。

(6) 走路时头重脚轻，自感脚步轻浮无根，脚底如同踏到棉絮。

(7) 全身皮肤麻木，或有如虫子爬行的感觉，或一侧肢体突然发麻、无力、抽搐等。

以上各种症状，如果发生在四十岁以上的患有高血压、糖尿病、冠心病和动脉硬化、血脂高的患者身上，必须予以重视，不要认为上述病症仅为一时性，而无碍于生活起居便不予注意；而是应立刻到医院检查，看看是否为中风的先兆，并予以适当的调理与治疗。

3.要了解中风，对抗中风

中风是现代人主要的杀手病之一。中风病情严重的话，它会带来后遗症如半身不遂，甚至全身瘫痪，造成病患及其家人很大的痛苦和不便。因此，了解中风、预防中风是明智而必须的。

中风属脑血管意外病，是由于脑部血管阻塞或爆裂造成，使脑组织无法得到充分养料和氧气，受影响的神经细胞因而坏死，产生各种神经症状。

中风大致上可分成两大类型，即缺血性中风与出血性中风，其中大多数为缺血性中风，约占了80%，其他20%为出血性中风。

(1) 缺血性中风：缺血性中风的病因，可以是脑血管内血栓形成，阻滞了供血，也可能是血液内有血栓，在血液流动的过程中把血管阻塞住，造成局部缺血。若是前者，称为“脑血栓形成”，若是后者则称为“脑栓塞”，两者都会造成缺血性脑梗塞。

(2) 出血性中风：出血性中风的原因是脑内血管破裂，称为“脑出血”。脑浅表血管破裂，血液进入蛛网膜下腔，称为蛛网膜下腔出血。

中风的病因、先兆和病征造成中风的原因很多，一般认为，高血压、动脉硬化、心脏病和糖尿病是造成中风的4大危险因素。年龄和家族遗传与中风的关系也十分密切，随着年龄的增长，动脉硬化的程度越来越重，中风的发病率也因此增高。

早期中风的症状，主要包括以下几种：

(1) 头晕，特别是突发性眩晕。

(2) 肢体麻木，突然一边脸部或手脚麻木，或是舌麻，唇麻或一边上下肢发麻。

(3) 头痛，头部剧痛，或头痛突然加重。

(4) 言语不清或讲话不灵。

(5) 嘴歪、眼斜、流口水。

(6) 感觉麻木、吞咽困难。

(7) 出现嗜睡状态即整天昏昏欲睡。

(8) 恶心呕吐、头晕、眼花、耳鸣。

值得注意的是，若出现这些症状时，要及时求医。正确地诊断和治疗，不能掉以轻心。

中风的预防

中风其实是能够预防的。由于高血压是发生中风较危险的因素，因此要预防中风，一定要防治高血压，也就是有效的控制血压，并长期观察血压情况。同时，也要及时治疗其他可能引起中风的疾病，如动脉硬化、糖尿病、冠心病、高脂血症、肥胖病等。

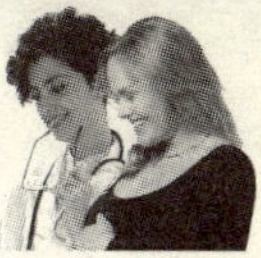

此外，日常生活多注意饮食健康，戒除烟酒，多参加有益身心健康的活动，适当的运动，可以降低的中风的发生率。预防胜于治疗。若能持续保持健康的生活方式，就可有效地预防中风。

中风的治疗

由于病患在中风之后，需要特长时间复原神经组织，所以病人应持之以恒，接受长期康复治疗，而病者的家人也应从旁给予精神上的鼓励和支持。

中风病人的康复过程则因中风程度而有别。一般而言，在物理治疗、职业治疗、言语治疗的多重治疗下，很多病人都能够恢复自理能力，一些病情轻者，甚至能恢复工作能力。

（十四）周期性偏头痛以平肝活血为主

现代社会中广大女性常常身兼数种角色于一身，既要工作出色，又要照顾好自己的家庭。在这里想提醒广大女性，工作再忙，也要关注自己的健康，特别是患有周期性头痛的女性，切不可掉以轻心。

妇女周期性头痛，是指与妇女雌激素水平有关的头痛，表现为月经期头痛的发作，也可表现为头痛在月经期的加重。流行病学调查研究表明，与月经有关的头痛占因头痛就诊女性的20%，初次发病多在青春期，月经期易发，妊娠期缓解，同雌激素水平在月经期的变化有关，为中医血虚阳亢证的典型。

妇女周期性头痛的发作，对工作、学习、生活都有很大影响。但一些女性因工作生活繁忙常对此类头痛漫不经心，或是发病初期曾积极治疗，又因疗效不佳而对治疗失去信心，故在头痛发作时消极忍耐，或是随意服用一些去痛片之类的药物，这些做法都是不可取的。

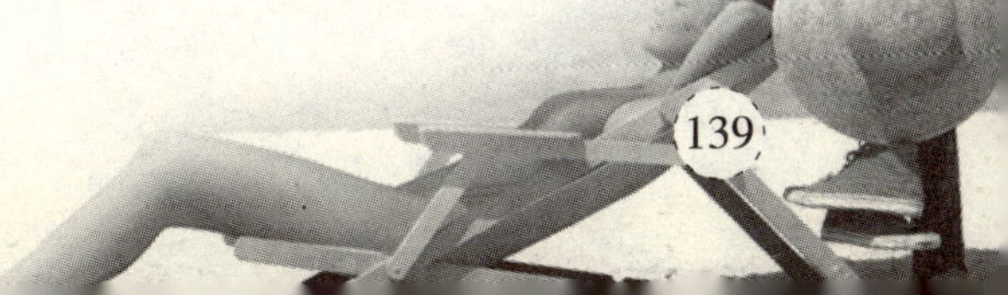

“头部整天昏昏沉沉、隐隐作痛”，“总感到头很重，像有人念紧箍咒一样”，现代社会纷繁复杂生活节奏日益加快，工作越来越紧张，有上述症状的头痛病人越来越多，大多数患者采用按摩几下，散散步，睡一觉的办法，实在受不了时吃一粒去痛片等敷衍了事的办法对待，仿佛从来不把头痛当回事。时间久了，头痛病一直挥之不去。伴随着心痛、焦虑、心烦、失眠、神经衰弱，严重的影响生活的质量。最新统计表明：偏头痛患者脑血管意外的发病率是正常人群的3.5倍。但是人们往往不知道那“都是头痛惹的祸”，当人们发现头痛后无论问医生还是到药店，一般也没有哪种药能专治头痛，绝大多数兼治疼痛而已。

头痛的种类很多，其中最常见的有：①头部戴帽子部位疼痛多为紧张性头痛，这种头痛往往是头部和颈部肌肉收缩引起。多发于神经紧张、疲劳、工作压力过大、一种姿势长坐。②半边头疼并伴有脑部疼痛，以前额太阳穴和眼部为主，痛甚时伴恶心、呕吐、头晕、手凉、怕光，全身乏力和嗜睡，女性多与月经周期有关，男性不过1%，多在30–50岁之间；③疼痛以脉冲式剧痛，牵连眼部和额部疼痛，以眼部眉上部和额部疼痛剧烈，甚至难以忍受。前一种做操或放松即可缓解，后两种多用止痛药暂时收效。北京中研中医脑病研究院东城门诊部血管神经性头痛科研小组，按三期运用中医辨证论治，发作时疼痛以散偏汤祛风定脑佐以化痰；中期以清肝凉脑汤；后期以补肾养脑汤，连服三期，多能达到治愈的目的，这是目前国际国内最有效的方法，深受患者好评。

至于血管神经性头痛，男女都可发病。以头部血管舒缩功能为主要特点的综合症，其中典型性偏头痛，普通型偏头痛和丛集性偏头痛为常见。我们运用中医平肝活血治疗1883例，男性753

例，女性1130例，发病年龄在16岁至55岁之间，病期2年——20年不等，诱发因素多与过劳、受寒、失眠、饮酒、情绪紧张及经前期综合症有关。疼痛多呈现胀痛、跳痛、抽掣样阵痛，并多伴有不同程度的植物神经紊乱的症状。其中一侧颞额、枕及眼眶痛1055例，占56.3%；全头痛584例，占34%；两侧交替疼痛244例，占12.7%。每30天为一个疗程，最短一个疗程，最长三个疗程。其中一个疗程痊愈者816例，占痊愈病例的60.17%；二个疗程痊愈者186例，占痊愈者病例的13.7%；三个疗程痊愈者354例，占26.1%，痊愈患者占76.3%。痊愈与疗程无必然联系，一般病程长，用药时间稍长，但也有特殊病人例外。在1883例患者中经治无效例，占3.9%，总有效率为96.1%。

（十五）面神经炎要消风清热解毒

面神经炎，是指基突孔内急性非化脓性的面神经炎，引起周围性面神经麻痹，或称倍耳(Beli)麻痹。本病是以一侧面部表情肌突然瘫痪，前额皱纹消失，眼裂扩大，鼻唇沟平坦，口角下重，面部被牵向健侧为主要特征的神经系统疾病。

现代医学对本病的诊断是根据起病形式，临床特点，面肌表情为依据，诊断不困难。但应与引起周围性面神经麻痹的其它疾病，如急性感染性多发性神经根炎、腮腺炎或胸腺肿瘤、后颅窝病变等方面的疾病相鉴别。就其发病而言，确切病因尚不明确。多数学者通常认为可能是局部神经的血管，因受冷而发生痉挛，导致该神经组织缺血，水肿、受压迫而致病，或因风湿性面神经炎所致。目前对该病治疗效果多不理想，手术也受一定条件所限。

祖国医学虽无面神经炎的病名，颇类似中医脑病中的面瘫、吊线风、口眼歪斜等病，若探讨其辨证论治，疗效也有明显提高。

我们治疗本病急性发作期患者，一般在一周内即可痊愈。其治疗方法采用针灸和内服中药方法，如北苑炮兵部队李玉扬患口眼歪斜，面肌瘫痪三天，经治一周即告痊愈。

附：训练面肌治面瘫

人之所以能够有喜怒哀乐等诸多复杂的面部表情，是由于对称分布于面部左右两侧的表情肌正常运动的结果。表情肌是人体全身最纤细、功能最复杂的一组肌肉。它们的运动取决于支配其运动的面神经的正常功能。面神经发自人延脑的面神经核，经过复杂的途径，作用于位于表情肌肌纤维间的运动终板，最终通过支配肌纤维产生表情运动。在这条途径上的任何环节出问题都可能产生不同的表情肌运动障碍——面瘫。面瘫发生后，只有经过治疗，清除这一通路上的所有功能障碍才有可能使面瘫治愈。所以仅有面神经本身功能的恢复不等于面瘫的治愈。面瘫的治疗是一个循序渐进、综合治疗的过程。

研究表明：本病面神经不完全损伤，大多于伤后1—3个月神经功能逐渐开始恢复，面表情肌也多在这个时期开始变性、萎缩，如果不及时采取相应的措施保持表情肌正常的活力，面表情肌就会瘫痪。那么，如何才能保持表情肌良好的功能状态呢?面肌功能训练十分重要。面肌功能训练是用生物反馈原理进行自我训练，从而改善面瘫症状的方法。该法将表情肌分为4个功能区，共设计7个动作，涉及所有表情肌运动，目的是使失去神经支配的表情肌保持一定的张力和活性，从而减少面瘫后遗症，如连带运动、随意运动引起的中、重度面瘫患者有明显疗效。

面瘫是由多种致病因素引起，有其不同的转归。但无论何种因素引起的面瘫，早诊断、早治疗都是非常重要的。在各种面瘫

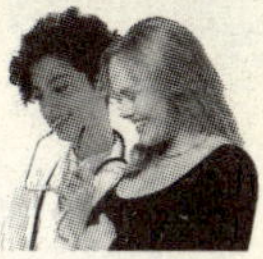

的治疗中，有计划、循序渐进的序列治疗是良好预后的保证。除了常规的手术治疗外，进行面肌功能训练很有必要，以免延误治疗时机，造成终生遗憾。

“畏惧错误就是毁灭进步”

没有不犯错误的医师，而真正感受病人痛苦的患者本人，就这种意义来谈，患者应当是自我“医生”，脑病患者尤其是医生。

未来医患之间关系的改善要靠医患同心，要靠高科技。

（十六）美尼尔氏病要补肾利水

美尼氏病又称为内耳眩晕病，由法国美尼尔教授于1861年在全法医学会上首次提出。美尼尔氏病为临床常见病，是内耳一种非炎性疾病，多由膜路内部积水膨胀引起，故又称之为“内淋巴积水病”。主要临床表现为阵发性眩晕、耳鸣、听力减退、头部胀满等症状。好发于40岁以上的中老年人，美尼尔氏病属中医脑病的“眩晕”范畴。

本病的确切病因尚不清楚，一般认为本病的发生可能与精神紧张、情绪波动、疲劳及变态反应、代谢障碍、物理刺激或维生素缺乏引起内耳植物神经功能紊乱有关。

目前被普遍接受的发病机理有两种学说：1.自主神经功能失调：疲劳、精神创伤、情绪波动等因素诱发机体自主神经功能失调，使内耳膜迷路血管痉挛，耳蜗气血不足，局部神经上皮缺氧，导致内淋巴产生减少，中间代谢产物积聚，膜迷路内渗透压增高而脑膜迷路积水。2.导管阻塞学说：膜迷路局部代谢障碍、变态反应、内分泌紊乱等因素，使内淋巴液中粘多糖发生改变，沉着于导管内，引起阻塞，膜迷路内压力失去平衡，造成内淋巴液流动。二者均可刺激前庭和耳蜗感受器而引起眩晕、耳鸣，进而影响听力。

中医认为本病多与肝、脾、肾及脑有密切关系，归纳其病因病理，不外乎风、火、痰、瘀、虚五个方面。

风：肝主升发，喜条达。情志不遂，郁而化火，风火上扰而成眩晕。

火：暴怒伤肝，肝胆火旺；心火上炎，扰及脑窍；肾精亏虚，阴虚是本，虚火上炎均可上扰清窍，而发眩晕。

痰：脾主运化，输布水津。若脾运不健，水聚成痰；肾为水脏，化气而利小便，肾之气化不利，水湿内停，聚而生痰；痰饮阻遏清阳，清阳不升，浊阴不降，蒙蔽脑窍，亦可发作眩晕、耳鸣。

瘀：气虚血运无力，肝郁气滞血瘀，瘀血阻于脉络，气血不能上荣于脑窍，清窍失养眩晕。

虚：脾虚运化无权，气血生化乏源；肾虚髓海不充，脑窍失养；肾虚水不涵木，肝阳上亢，扰及清窍均可引发眩晕、耳鸣。

我们治疗本病不囿于常规之谈，多采用平补肾阴，佐以平肝利水之法治疗，获效甚优。如江西九江干休所景性让，男，48岁(现72岁)，经明确诊断为“美尼尔氏综合症”，病25年，无方法治疗。眩晕时伴恶心呕吐需卧床，经用上法治疗三月余，已20多年未发。

(十七)脑血管病要注意七大危险因素

脑血管疾病与恶性肿瘤、心血管病成为当今人类死亡率最高的三大疾病，它又以其高发病率、高致残率、高复发率极大危害着人类健康，其发生有七大危险因素。

1.高血压病：高血压使小动脉硬化，易形成脑血栓或脑出血。

血压超过160／950mmHg发生脑血管病者比正常人高于7倍。

2.心脏疾病：有心脏功能障碍者，脑血管发病率比正常人高两倍，冠心病患者发生梗塞的机会比无冠心病者高5倍。

3.糖尿病：缺血性脑血管病患者10–30%患有糖尿病，因缺血性脑血管病而残废患者糖尿病者是非糖尿病的两倍。

4.高血脂：高血脂可引起血管硬化，从而导致脑血管病。

5.吸烟、酗酒：吸烟可使血流缓慢，并引起血管痉挛，而导致脑血管病，酗酒所致脑血管病的发病率为65.3%。

6.肥胖：肥胖是以上各因素(高血压、心脏病、糖尿病)的危险因素、自然可间接导致脑血管病。

7.口服避孕药：口服避孕药者患缺血性脑血管病的机比未服者高5～8倍，因为避孕药可破坏凝血系统血小板。因此，应尽量采用其它方法以避孕。

（十八）不可忽视的有意义的话题

——肚子，人的第二大脑

德国科学家称肚子为人的“第二大脑”，因为人肚子里有一个非常复杂的神经网络系统，它包含有1000亿个神经细胞，与大脑的神经细胞相等。研究已表明一个人的内脏在75年中大约要通过30多吨的营养物质和5万多升的液体，这些东西的通过量由腹部大脑高智能地操纵着。腹脑能分析成千上万种化学物质的成分，并使人体免受各种毒物和危险的侵害。肠子是人体中最大的免疫器官，它拥有人体70%的防御细胞，大量的防御细胞与腹脑相通。当毒素进入身体时，腹脑最先察觉，然后立即向大脑发出警告信号，人们马上意识到腹部有毒素，接着采取行动：呕吐、痉挛或排泄。

科学家认为：越往消化系统的深处，大脑对其的控制力越弱。口、部分食管及胃都受大脑控制，胃以下部分则由腹脑负责，当最后到达直肠及肛门时，控制权又回到大脑。

大脑与腹脑经常有同样的表现，反应也是同步的。在患老年性痴呆症及帕金森氏病的病人中，常在头部和腹部发现同样的组织坏死现象；疯牛病病人通常是大脑受损而出现精神错乱，与此同时，肠器官也经常遭到极度损害；当脑部中枢感觉到紧张或恐惧的压力时，胃肠系统的反应是痉挛和腹泻。

大脑与腹脑细胞及分子结构的同一性可以解释，为什么精神药物或治头部毛病的药物对肠胃也会起作用。比如抗抑郁症药可能引发消化不良，治偏头疼的药可以治疗肠胃不适。不久前，一种治疗肠功能紊乱的新药投放市场，而这种药物原来是用来治疗恐惧症的。

腹脑也会生病，而且比头脑的毛病还多。当腹部神经功能紊乱时，腹脑便会“发疯”，导致人的消化功能失调。此外，许多科学家已将一些病症的起因归为“第二大脑”的神经系统没有发挥功能，例如神经性恐惧症和抑郁症等。

研究人员最近才确信，从腹部到大脑的神经束比反方向的要多。90%的神经联系是从下至上的，因为它比从上到下更为重要。人体的神经传递物质——血清基95%都产生于腹部的“第二大脑”。这套神经系统能下意识地储存身体对所有心理过程的反应，而且每当需要时就能将这些信息调出并向大脑传递，这也许会影响到一个人的理性决定。这也正应了在德国流行的一句俏皮话，“在肚子里选择最佳方案和作出最佳决定”。

人们在腹脑中还发现了与大脑记忆功能有关的同种物质，研究表明，腹脑具有记忆功能。过度或持续不断的恐惧不仅在头部留下印象，甚至会给肠胃器官打下烙印。

腹脑整天都在跟大脑讲故事，设计情绪特征。研究更进一步表明，人在沉睡无梦时，肠器官进行柔和有节奏的波形运动，但做梦时，其内脏开始出现激烈震颤。反过来，内脏及其血清基细胞受到刺激会使人做更多的梦。许多肠功能紊乱的病人总抱怨睡不好觉，原因就在这里。那肠子会一起做梦吗?研究人员对此的回答是：人们如果吃得不好，不是经常会出现做恶梦的现象吗?

人类对神经系统的研究已有约100年的历史。但相对于大脑，人们对腹脑的研究才刚刚起步。现在所有腹脑专家都相信：“人的肚子拥有智慧。”因此意识到腹脑的关系将是下个世纪科学的另一探索领域。

设法去掉“将军肚”

形成将军肚主要有三个原因：脂肪堆积、腹胀和腹水。对于每种原因，都有具体的解决办法。腹胀和腹水应找医生解决，医生能确定问题的生理起因。

实际上，腹部脂肪堆积很常见，人们以不同的方式称谓它：大腹便便和讨厌的赘肉等。一般来说，人们对如何彻底解决腹部脂肪堆积问题存在着错误观念。而在大多数情况下，它是饮食不当和缺乏体育锻炼造成的。的确，拥有平坦腹部的和谐身体，并不是任何人的天赋，如果我们按照以下必要的步骤去做，我们大家就能够得到它。

1.吃好

健康饮食是彻底消除“腹部脂肪”的最重要方面。为此，必须实行50%的碳水化合物、25%的蛋白质和25%的脂肪这种平衡膳食。应主要食用粗粮、水果、蔬菜、脱脂牛奶并适量食用鸡和鱼。避免“吃得过饱”，因为这些食物往往会形成腹部脂肪。忘记油炸食物、巧克力、白酒和饭后甜食。少食用汉堡包、三明治、比萨饼和油炸土豆片。

2.消耗脂肪

很多人认为，只要做腹部练习就可以消除腹部多余脂肪。并不是这样，因为只有进行有氧体育锻炼，才能达到消耗脂肪的目的。每天做15分钟的剧烈运动才足够，甚至可以做30分钟的体育锻炼。理想的运动是骑自行车、慢跑、快跑、游泳和做健美操。

3.多喝水

一个不应忽视的方面是保持身体的水分。建议每天至少喝两升水以消除毒素及净化器官。水不同于其他饮料，它只能给身体带来好处。有一种合适的饮水方法：远离食物，至少在饭前饭后半小时之内不饮水；在体育锻炼中和前、后饮水；每次饮水要少量；不要在睡前饮水，以免夜里上多次厕所。

4.强壮腹部

实践表明，做数百下腹部重复练习是一种效果甚微的办法，它带来的害处大于好处，如腹部肌肉过分增大、颈部和脊背问题等。腹部练习只能锻炼肌肉，不能消除堆积脂肪。

图片说明：

没有必要长时间进行腹部练习，在以下这三种练习中，每天每种练习只做几分钟就足够了。建议每天进行常规性练习，但周日(作为休息日)除外。持之以恒比次数更关键。因此，一开始每个动作先做两遍，每遍做10次，然后逐步增加到每遍做20次，3周后，应增加到做3遍。图中白箭头表示当沿此方向做运动时，鼻子应吸气，黑箭头表示当沿此方向做运动时，嘴应吐气。

练习1.上腹和中腹运动

躺在稍微有点坡度的地板上，双腿放在一个板凳上，形成一个90度角。双壁交叉在前胸，收缩身体，从地板上抬起后颈和双肩及后背的上半部，试图使下巴总是贴在胸前，以避免让脖子使劲。然后慢慢地回到原来的位置上。

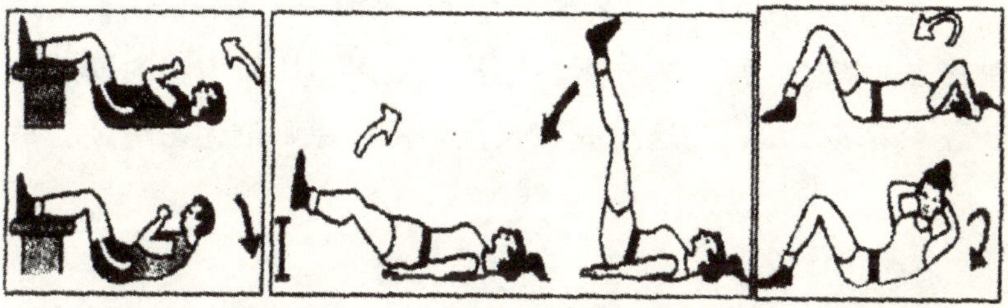

练习2.下腹运动

躺在地板上，双腿绷紧并抬高到与地面形成30度角，双臂平放在地板上，双腿抬高至与胸部形成90度角(如图所示)。然后，双腿慢慢回到原位(不要接触地板)。

练习3.腹运动

躺在地板上，双手放在头后，双腿弯曲，双脚平放在地板上，慢慢抬高双肩和背的上半部并向左稍微转动。然后慢慢回到原来的位置上。背部第二次抬起时，要向右转。

古人说“画龙点睛”，不点睛就不能传神，故孟子说“存乎人者，莫良于眸子”，眸即指眼睛，具有传神奥妙。中医指出“脑为元神之脏”，眼睛所以能传神，完全在于脑，所以脑病则神病，欲神不病必须健脑、防脑病。

（十九）永恒的话题 各具特色的健脑

“智者请教他人，傻瓜只学自己”

——常言

“真正可贵的因素是直觉”

——阿尔伯特·爱因斯坦

健脑百科的所有知识来源于直觉，来源于实践，经人们用理性方法去整理、归纳、分析、比较、应用，从而为脑的健康而丰富了诸多方法，在这里我们仅仅举例作原则论述，请读者举一反三。

大脑怕什么?

人的大脑掌管意识、思想、情绪、运动等系统，大脑的维护直接影响着各系统的正常运行。那么，大脑怕什么呢?

一怕懒散不用：脑子越用越灵，合理多用脑，会延缓神经系统的衰老。而且通过神经系统对全身的调节作用，能达到养生延寿的目的。

二怕胡思乱想：脑子越用越灵是建立在合理使用的基础上，如胡思乱想，过于紧张，超过自己能力，对大脑不利。

三怕单一用脑：实践证明，交替学习内容可以延缓大脑疲劳，比长时间读一门功课的效率高。

四怕带病用脑：在身休欠佳或患各种急性病时，勉强坚持学习或工作，不仅效率低下，而且容易造成大脑的损害。

五怕睡眠不够：成年人一般需要7个小时以上睡眠。

六怕蒙头睡觉：蒙头睡觉时，随着棉被中二氧化碳浓度增

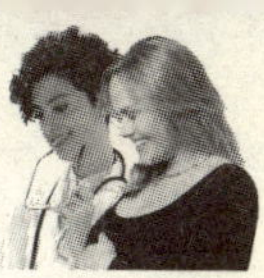

高，长时间吸进污浊空气，对大脑危害极大。

七怕环境污染：在空气污染的环境中，吸进有毒气体，将对中枢神经系统产生慢性或急性毒性作用。工人长时间工作、生活在噪声很大的环境中，对中枢神经系统的刺激很大，严重者会导致中枢神经系统功能紊乱。

八怕饮水不足：研究发现，饮水不足是大脑衰老加快的一个重要因素。尤其是老年人，感觉迟钝，对口渴的反应不如年轻时灵敏，易发生『缺水』现象。

九怕缺血缺氧：一旦发生，会导致昏迷甚至死亡。最好的治疗方法是学会放松和入静，达到健脑、延寿的目的。

知道上述“九怕”，就找到解决健脑关键问题的源头，那么你就会聪明，你就会健康，长寿，所谓“心有灵犀一点通”。

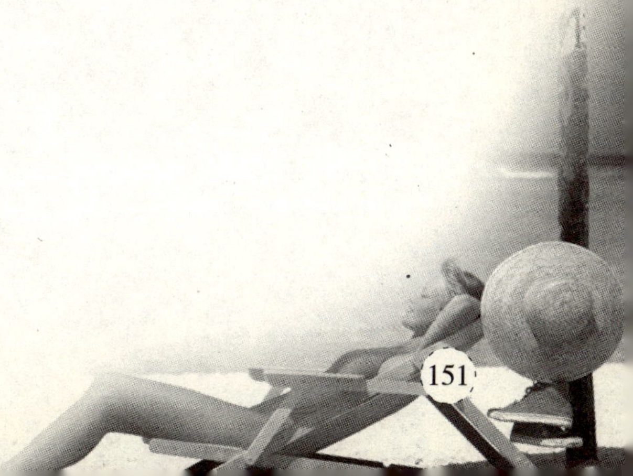